ステップアップ 臨床栄養管理演習

〔第2版〕

―基本症例で学ぶ栄養管理プロセスの実際―

永井　徹・長谷川輝美
編著

石長孝二郎・大津(松﨑)美紀・落合由美
片桐義範・竹内真理・田中　寛
調所勝弘・比嘉並誠
共著

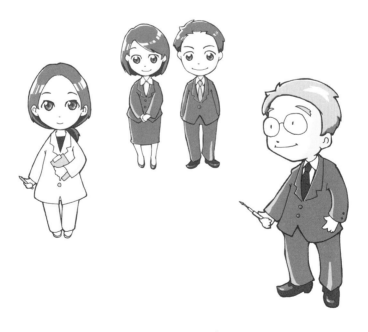

建帛社
KENPAKUSHA

は じ め に

　管理栄養士は，小児から高齢者，そして傷病者および障がい者から健常者まで，すべての人を対象として，その個人の栄養・食生活に関する問題や課題を評価し，栄養状態を判定する。さらに，多くの専門職種と連携して，教育や環境の側面から適切な支援や活動を計画・立案し実施する。ここで重要なことは，対象となる人の栄養上の問題を見抜く力であり，その原因・要因に対して介入し問題解決することである。そのためには，標準化された栄養管理を実践すること，栄養管理を提供するための過程を順序立てて実施していくこと，つまり，栄養管理プロセス（栄養ケアプロセス）を適切に実践することが必要となる。

　今回，栄養管理の経験が少ない学生向けに，管理栄養士養成校において栄養管理プロセスが学修できるテキストを作成した。

　本書は，第Ⅰ部の総論では，基本事項として栄養管理の意義と栄養管理プロセスを構成する用語や概念の理解に重点を置き，第Ⅱ部では，臨床栄養管理の実際として，具体的な栄養管理プロセスの手順を解説するとともに，栄養食事指導報告書，栄養管理計画書への記載についても触れている。第Ⅲ部は，「管理栄養士養成のための栄養学教育モデル・コア・カリキュラム」にある疾患と栄養管理の実践の学修を踏まえて，16疾患を2症例ずつ示した。症例1では栄養管理プロセスの基本を学び，症例2では症例1での学びを活かして実際に演習できるよう症例のみを記載した。さらに，ルーブリックで自身の学びの到達度を理解し，ステップアップできるように構成してある。巻末には，付録：解答例として，第Ⅲ部の症例2の解答例を示した。この解答例はあくまでも1つの例であることを理解したうえで，演習の後で確認してほしい。

　なお本書は，経験浅い学生が栄養管理プロセスの手順を理解・実践することを目的としているため，①単純な症例かつ検査値等は必要な項目のみをわかりやすい数値で示してあること，②病態や治療等は他の教科書や専門書で確認する必要があること，をご理解いただきたい。

　筆者は，臨床での経験が豊富で，現在は管理栄養士養成校において臨床栄養教育の現場で活躍されている先生方に学生目線でご記述いただいた。

　本書により，学生が栄養管理プロセスを修得し，実践できることを期待している。また，本書が21世紀を担う高度な専門職の養成の一助となれば幸甚である。

　最後に，お忙しいなか，執筆いただいた先生方に心より感謝申し上げる。また，出版にあたりご尽力いただいた建帛社編集部の方々に深謝する。

2020年1月

編著者　永　井　　　徹

長谷川　輝　美

■ 目　　次 ■

付録：解 答 例 ─Ⅲ．基本症例による栄養管理 症例2─　　　**117**

Ⅰ. 臨床栄養管理総論

　臨床栄養管理の目的は，栄養補給や栄養教育により，患者の栄養状態を改善し，疾患の予防や治療および増悪化防止，生活の質（quality of life：QOL）の向上に寄与することである。

　その対象となる患者は，ひとりの人間であり価値観や感じ方もさまざまである。さらには身体的苦痛のみならず精神的な苦悩をも抱えているということを理解したうえで，患者一人ひとりの栄養状態の評価・判定を的確に行い，その患者にとって最適な栄養管理を行う必要がある。

1. 新しい栄養管理システム

　臨床栄養管理において管理栄養士が介入する患者は，入院時の栄養スクリーニングで栄養状態に問題があると判断された患者や，入院や外来の患者で治療過程において栄養状態に問題が発生し，主治医などから管理栄養士に栄養介入を依頼された患者が対象となる。

　栄養状態に課題や問題のある患者は，栄養アセスメントを実施し，必要エネルギー量・必要栄養素量に対する摂取量，栄養補給法，体重や体重の増減などの身体計測，各種検査データの測定値と基準値との比較，薬剤，身体的所見（徴候，症状），過去の病歴である既往歴などの各項目を1つずつていねいに栄養アセスメントしていく。

　しかし，患者データを用いて導き出した栄養状態の判定においては，同じ患者でありながら，担当するそれぞれの管理栄養士の視点から，多様な問題点をあげるだけにとどまることが少なくなかった。担当する管理栄養士によって問題点としてとりあげることが異なったり，結果として栄養状態の改善に至らなかったりということが起こっていた。近年，管理栄養士や栄養サポートチーム（nutrition support team：NST）による栄養管理の重要性が再認識されるなか，栄養状態の最終的な判定に関する統一した用語や概念，そして方法がシステム化されていないため，それぞれの管理栄養士がそれぞれの用語や方法を用いて実施していることがわかり，そのため，新たな栄養管理システムの導入が必要となっていた。

　そこで，公益社団法人日本栄養士会では，新たなシステムとして「栄養管理プロセス」を導入した。栄養管理プロセスでは，栄養状態を判定するために用語が統一されており，71項目の栄養診断の用語（表Ⅰ-1，2018年一部改訂）を用いて，患者ごとに実施した各栄養アセスメントで得られた，データや徴候・症状などにより栄養上の問題が生じている原因・要因を示し，根拠を明確にして患者の栄養状態を総合的に判定するシステムである。

　本書では，最新の栄養管理プロセスである「栄養診断」の考え方を用いて，各症例の栄養管理を検討している。米国では既に栄養管理プロセスが実践されており，日本の管理栄養士も栄養管理プロセスの知識や技能を身につけ，チーム医療の一員として活躍することが望まれている。

表Ⅰ-1　栄養診断の用語

【NI（Nutrition Intake：摂取量）】

「経口摂取や栄養補給法を通して摂取するエネルギー・栄養素・液体・生物活性物質に関わることがら」と定義される。				
NI-1	エネルギー出納	「実測または推定エネルギー出納の変動」と定義される。		
		NI-1.1	エネルギー消費の亢進	
		NI-1.2	エネルギー摂取量不足	
		NI-1.3	エネルギー摂取量過剰	
		NI-1.4	エネルギー摂取量不足の発現予測	
		NI-1.5	エネルギー摂取量過剰の発現予測	
NI-2	経口静脈栄養補給	「患者・クライエントの摂取目標量と比較した実測または推定経口・非経口栄養素補給量」と定義される。		
		NI-2.1	経口摂取量不足	
		NI-2.2	経口摂取量過剰	
		NI-2.3	経腸栄養投与量不足	
		NI-2.4	経腸栄養投与量過剰	
		NI-2.5	最適でない経腸栄養法	
		NI-2.6	静脈栄養量不足	
		NI-2.7	静脈栄養量過剰	
		NI-2.8	最適でない静脈栄養	
		NI-2.9	限られた食物摂取	
NI-3	水分摂取	「患者・クライエントの摂取目標量と比較した，実測または推定水分摂取量」と定義される。		
		NI-3.1	水分摂取量不足	
		NI-3.2	水分摂取量過剰	
NI-4	生物活性物質	「単一または複数の機能的食物成分，含有物，栄養補助食品，アルコールを含む生理活性物質の実測または推定摂取量」と定義される。		
		NI-4.1	生物活性物質摂取量不足	
		NI-4.2	生物活性物質摂取量過剰	
		NI-4.3	アルコール摂取量過剰	
NI-5	栄養素	「適切量と比較した，ある栄養素群または単一栄養素の実測または推定摂取量」と定義される。		
		NI-5.1	栄養素必要量の増大	
		NI-5.2	栄養失調	
		NI-5.3	たんぱく質・エネルギー摂取量不足	
		NI-5.4	栄養素必要量の減少	
		NI-5.5	栄養素摂取のインバランス	
		NI-5.6	脂質とコレステロール	NI-5.6.1	脂質摂取量不足
				NI-5.6.2	脂質摂取量過剰
				NI-5.6.3	脂質の不適切な摂取
		NI-5.7	たんぱく質	NI-5.7.1	たんぱく質摂取量不足
				NI-5.7.2	たんぱく質摂取量過剰
				NI-5.7.3	たんぱく質やアミノ酸の不適切な摂取
		NI-5.8	炭水化物と食物繊維	NI-5.8.1	炭水化物摂取量不足
				NI-5.8.2	炭水化物摂取量過剰
				NI-5.8.3	炭水化物の不適切な摂取

NI-5	栄養素	NI-5.8	炭水化物と食物繊維	NI-5.8.4	不規則な炭水化物摂取
				NI-5.8.5	食物繊維摂取量不足
				NI-5.8.6	食物繊維摂取量過剰
		NI-5.9	ビタミン	NI-5.9.1	ビタミン摂取量不足
					(1)ビタミン A，(2)ビタミン C，(3)ビタミン D，(4)ビタミン E，(5)ビタミン K，(6)チアミン（ビタミン B$_1$），(7)リボフラビン（ビタミン B$_2$），(8)ナイアシン，(9)葉酸，(10)ビタミン B$_6$，(11)ビタミン B$_{12}$，(12)パントテン酸，(13)ビオチン，(14)その他
				NI-5.9.2	ビタミン摂取量過剰
					(1)ビタミン A，(2)ビタミン C，(3)ビタミン D，(4)ビタミン E，(5)ビタミン K，(6)チアミン（ビタミン B$_1$），(7)リボフラビン（ビタミン B$_2$），(8)ナイアシン，(9)葉酸，(10)ビタミン B$_6$，(11)ビタミン B$_{12}$，(12)パントテン酸，(13)ビオチン，(14)その他
		NI-5.10	ミネラル	NI-5.10.1	ミネラル摂取量不足
					(1)カルシウム，(2)クロール，(3)鉄，(4)マグネシウム，(5)カリウム，(6)リン，(7)ナトリウム（食塩），(8)亜鉛，(9)硫酸塩，(10)フッ化物，(11)銅，(12)ヨウ素，(13)セレン，(14)マンガン，(15)クロム，(16)モリブデン，(17)ホウ素，(18)コバルト，(19)その他
				NI-5.10.2	ミネラル摂取量過剰
					(1)カルシウム，(2)クロール，(3)鉄，(4)マグネシウム，(5)カリウム，(6)リン，(7)ナトリウム（食塩），(8)亜鉛，(9)硫酸塩，(10)フッ化物，(11)銅，(12)ヨウ素，(13)セレン，(14)マンガン，(15)クロム，(16)モリブデン，(17)ホウ素，(18)コバルト，(19)その他
		NI-5.11	すべての栄養素	NI-5.11.1	最適量に満たない栄養素摂取量の予測
				NI-5.11.2	栄養素摂取量過剰の予測

NC（Nutrition Clinical：臨床栄養）

		「医学的または身体的状況に関連する栄養問題」と定義される。	
NC-1	機能的項目	「必要栄養素の摂取を阻害・妨害する身体的または機械的機能の変化」と定義される。	
		NC-1.1	嚥下障害
		NC-1.2	噛み砕き・咀嚼障害
		NC-1.3	授乳困難
		NC-1.4	消化機能異常
NC-2	生化学的項目	「治療薬や外科療法あるいは検査値の変化で示される代謝できる栄養素の変化」と定義される。	
		NC-2.1	栄養素代謝異常
		NC-2.2	栄養関連の検査値異常
		NC-2.3	食物・薬剤の相互作用
		NC-2.4	食物・薬剤の相互作用の予測
NC-3	体重	「通常体重または理想体重と比較した，継続した体重あるいは体重変化」と定義される。	
		NC-3.1	低体重
		NC-3.2	意図しない体重減少
		NC-3.3	過体重・肥満
		NC-3.4	意図しない体重増加

【NB（Nutrition Behavioral/environmental：行動と生活環境）】

「知識，態度，信念（主義），物理的環境，食物の入手や食の安全に関連して認識される栄養所見・問題」と定義される。			
NB-1	知識と信念	「関連して観察・記録された実際の知識と信念」と定義される。	
		NB-1.1	食物・栄養関連の知識不足
		NB-1.2	食物・栄養関連の話題に対する誤った信念（主義）や態度（使用上の注意）
		NB-1.3	食事・ライフスタイル改善への心理的準備不足
		NB-1.4	セルフモニタリングの欠如
		NB-1.5	不規則な食事パターン（摂食障害：過食・拒否）
		NB-1.6	栄養関連の提言に対する遵守の限界
		NB-1.7	不適切な食物選択
NB-2	身体の活動と機能	「報告・観察・記録された身体活動・セルフケア・食生活の質などの実際の問題点」と定義される。	
		NB-2.1	身体活動不足
		NB-2.2	身体活動過多
		NB-2.3	セルフケアの管理能力や熱意の不足
		NB-2.4	食物や食事を準備する能力の障害
		NB-2.5	栄養不良における生活の質（QOL）
		NB-2.6	自発的摂食困難
NB-3	食の安全と入手	「食の安全や食物・水と栄養関連用品入手の現実問題」と定義される。	
		NB-3.1	安全でない食物の摂取
		NB-3.2	食物や水の供給の制約
		NB-3.3	栄養関連用品の入手困難

【NO（Nutrition Other：その他の栄養）】

NO-1	その他の栄養	「摂取量，臨床または行動と生活環境の問題として分類されない栄養学的所見」と定義される。	
		NO-1.1	現時点では栄養問題なし

（日本栄養士会監修：栄養管理プロセス，第一出版，pp.99-102，2018）

2．病院における栄養管理

　栄養補給法には，「経口栄養補給法」「経腸栄養補給法」「経静脈栄養補給法」の3つがある（p.22参照）。この3つの栄養補給法のどれか1つを選択するのか，組み合わせて実施するかを考えていくことになる。したがって，経口栄養法だけでなく，経腸栄養法や経静脈栄養法の知識や技術もしっかりと身につけておかなければならない。そのなかでも，管理栄養士は，患者の経口栄養補給法への移行を目指して，口から食べる栄養管理を常に探っておく必要があり，そのことを忘れてはならない。栄養サポートチーム活動の目標としても経口栄養補給法への移行が求められており，経静脈栄養補給法の患者は経腸栄養補給法への移行を探り，経腸栄養補給法の患者は経口栄養補給法への移行を探ることが示されている。栄養補給法の変更については，各種検査結果や徴候・症状などの根拠を踏まえたうえで，移行が可能かどうか主治医と検

討し実施していく必要がある。

　医療施設に勤務する管理栄養士は医療職であり，その役割は患者治療に貢献することである。管理栄養士は，すべての診療科との連携や，栄養サポートチームをはじめとするさまざまなチーム医療にかかわることが多いため，医師や看護師，薬剤師など多職種との連携が重要となる。そのためにコミュニケーション能力を高めることも大切である。

　また，医療職として，患者の権利を尊重するとともに，「日常業務のなかで職務上知り得た秘密を守る」ことや「個人情報を漏らさない」といった守秘義務も理解しておかなければならない。管理栄養士の職業倫理については，公益社団法人日本栄養士会の「管理栄養士・栄養士の倫理綱領」を読んで理解しておく必要がある。その他，医療法や食事療養制度などの関連する法令，栄養食事指導料（外来・入院・在宅）や栄養サポートチーム加算など，管理栄養士の技術料についても『医科点数表の解釈』（社会保険研究所発行）で理解しておく。

3. 栄養管理の意義とプロセス

　国内では，栄養管理の手順として栄養ケアマネジメント理論（以下，NCM）が医療施設や介護施設など多くの施設で導入され広く普及している。NCMの普及によって栄養管理の手順が明確化され，各施設の栄養管理システムとして定着しているが，近年，栄養に関する用語や概念を統一した新たな栄養管理プロセス（以下，NCP）が注目されている。NCPは，2012年に公益社団法人日本栄養士会が導入し「国際標準化のための栄養ケアプロセス用語マニュアル」（2018年一部改訂）としてまとめられたシステムで，①栄養アセスメント，②栄養状態の判定

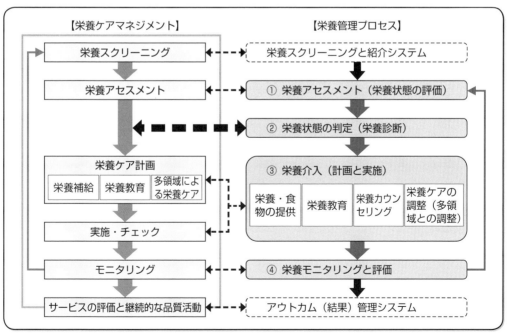

図 I-1　栄養管理プロセスと栄養ケアマネジメント
（日本栄養士会雑誌，**59**（5），pp.15-18，2016，一部改変）

（栄養診断），③栄養介入，④栄養モニタリングと評価の4つの過程で構成されている（図I-1）。

NCMと新しいNCP
■ NCMの「栄養アセスメント」と「栄養ケア計画」の間に，NCPでは「②栄養状態の判定（栄養診断）」が新たに入る。
　☞ NCMの「栄養スクリーニング」と「栄養アセスメント」は，NCPの「栄養スクリーニングと紹介システム」・「栄養アセスメント（栄養状態の評価）」
　☞ NCMの「栄養ケア計画」と「実施・チェック」が，NCPでは「③栄養介入（計画と実施）」
　☞ NCMの「モニタリング」が，NCPでは「④栄養モニタリングと評価」
　☞ NCMの「サービスの評価と継続的な品質活動」が，NCPでは「アウトカム（結果）管理システム」

　このように，表現する言葉に多少の違いはあっても，栄養ケアマネジメント，栄養管理プロセスの過程には大きな違いはない。基本的な流れは同じであるということである。栄養管理プロセスでは，新たな概念として「栄養状態の判定（栄養診断）」とともに「栄養診断の用語の標準化」が加えられているという点が大きなポイントとなる。

　以下，これらの過程を順に述べる。

4. 栄養スクリーニングとは

　スクリーニングとは，特定の条件に合うものを抽出するために選別を行うことで，栄養スクリーニングでは，入院時に「栄養学的リスクを有する患者」や「既に栄養障害に陥っている患者」を抽出するための「ふるい分け」を目的に実施する。栄養学的リスクは，低栄養や過栄養だけでなく代謝異常等も含まれる。栄養スクリーニングの実施にあたっては，簡便に非侵襲的な方法を用いて栄養学的リスクのある対象者を抽出できることが望ましい。

　栄養スクリーニング法は，SGA，MNA®-SF，MUST，NRS2002，CONUTなどがあるが（表I-2），体重減少（変化）と食事量の減少（変化）は，多くのスクリーニングツール項目として実施されているので，重要な項目と考えられる。ただ，体重については，体内水分量の影響を受けるので，脱水や浮腫や腹水の有無を確認する必要があるため注意が必要である。どの栄養スクリーニング法を採用するかは，各医療施設の機能や特徴に合わせて各医療施設で検討し実施している。

　栄養スクリーニングでは，栄養不良の可能性のある患者を漏れなく抽出できること（鋭敏度）や栄養良好な患者を正しく判定できること（特異度）が目的となる。ただ，患者の栄養不良の原因がどこにあるのか，栄養介入が必要な状態なのか，というところまでは把握できない。その原因を探るためには，次の段階として詳細な栄養アセスメントが必要となる。

表Ⅰ-2　栄養スクリーニング法と項目

項　目 / 方　法	体重関連		食事関連	身体機能・基礎疾患関連					その他	生化学検査値
	BMI	体重減少	食事量の減少	消化器症状	身体所見	身体機能	基礎疾患	侵襲	精神状態	
SGA (subjective global assessment)		●	●	●	●		●			
MNA®-SF (mini nutritional assessment-short form)	●	●	●	●		●		●	●	
MUST (malnutrition universal screening tool)	●	●	●							
NRS (nutritional risk score)	●	●	●				●	●		
CONUT (controlling nutritional status)										●

（早川麻理子　他：栄養アセスメントツールの対象患者と効果的な活用，静脈経腸栄養，**25**，2010，pp.581-584
より改変）

5. 栄養アセスメントとは

　栄養アセスメントは，入院時の栄養スクリーニングで，栄養学的リスクを有する患者や，既に栄養障害に陥っていると判断された患者，また，入院患者や外来患者の治療過程において，栄養状態に問題が発生し主治医などから管理栄養士に栄養介入を依頼された患者が対象となる。

　栄養アセスメントは，対象患者の栄養に関する問題や，その原因および重症度を評価するために必要となるそれぞれのデータや徴候・症状を集めて，一つひとつていねいに検証していくことである（p.17，表Ⅱ-2参照）。

　データを検証する際に重要なのは，評価する際の基準を明確にしておくことである。栄養アセスメントデータの基準として用いる指標は，国や各種学会，研究会などから示されている食事摂取基準や疾病のガイドラインに記載されている基準値を用いて重症度も含めて評価していく。

　栄養アセスメントデータが基準値を外れている場合は，「なぜデータが基準値を外れているのか」を慎重に探り，患者の疾患や状態，徴候や症状，患者背景，必要エネルギー量・必要栄養素量に対する摂取量，栄養補給法，体重や体重の増減などの身体計測，各種検査データの測定値と基準値との比較・関連，身体的所見，薬剤，過去の病歴である既往歴などの各項目などから推測し，栄養に限局した原因を明確にしていくことがポイントとなる。

　栄養アセスメントは基本的な過程であるが，栄養状態の判定（栄養診断）の精度を左右する，とても重要な事項であるため，科学的根拠に基づいて慎重に解釈・分析を行う必要がある。

6. 栄養状態の判定（栄養診断）とは

　栄養状態の判定（栄養診断）とは，栄養アセスメントをもとに，患者の栄養状態を総合的に判定することで，栄養アセスメントと栄養介入の間で実施する（図Ⅰ-1）。

　栄養アセスメントは，各種栄養アセスメント項目を一つひとつ評価することであり，栄養状態の判定（栄養診断）は，各種栄養アセスメント項目の評価結果から栄養状態を総合的に判定することである。栄養状態の判定（栄養診断）は，

■ NI（Nutrition Intake：摂取量）

■ NC（Nutrition Clinical：臨床栄養）

■ NB（Nutrition Behavioral/environmental：行動と生活環境）

■ NO（Nutrition Other：その他の栄養）

の4つの領域において71の栄養診断の用語（表Ⅰ-1）が定められており，**栄養に限局した判定項目**となっている。医師の医療診断は2型糖尿病や心不全，肝硬変などがあるが，栄養状態の判定（栄養診断）は栄養補給法である「経口栄養補給法」，「経腸栄養補給法」，「経静脈栄養補給法」を総合的にとらえ，たとえば，対象者の必要エネルギー量，必要栄養素量に対して「NI-1.3　エネルギー摂取量過剰」や「NI-2.3　経腸栄養投与量不足」，「NI-5.7.1　たんぱく質摂取量不足」など栄養状態に限局して，上記4つの領域の視点で評価・判定することになる。

　栄養状態の判定（栄養診断）のポイント

・各種検査データ測定値と基準値を比較し徴候や症状を確認すること

・必要エネルギー・栄養素量と現在のエネルギー・栄養素摂取（補給）量を比較しエネルギー・栄養素の過不足を評価すること

・各種検査データや徴候・症状と必要エネルギー・栄養素量と現在のエネルギー・栄養素摂取（補給）量を比較し関連を探ること

・エネルギー・栄養素の過不足が生じている根本的な原因を明確にすること

・エネルギー・栄養素の過不足が生じている根本的な原因に対して栄養介入計画を提示すること

　栄養状態の判定（栄養診断）は，栄養に限局しているので，傷病者だけでなく一般の小児から高齢者まで，男女を問わず幅広く利用することができる。たとえば，基準値として身体計測基準値や必要エネルギー・栄養素量が示されているのであれば，体重やBMI（体格指数：body mass index）や身体計測値と，現在の食物摂取量やその他のエネルギー・栄養素補給量を把握し，必要エネルギー・栄養素量と現在摂取しているエネルギー・栄養素摂取（補給）量を比較して，BMIなどを根拠にエネルギー・栄養素の過不足を評価することで，栄養状態の判定（栄養診断）をすることができる。そして，エネルギー・栄養素摂取（補給）量の過不足が生じている原因がどこにあるのかを明確にできれば，その原因を改善するための栄養介入計画に入ることができる。

　図Ⅰ-2に，栄養アセスメントから栄養介入計画までの手順を示す。この手順をしっかりと理解する。

①本症例の栄養状態の判定（栄養診断）を絞り込むため，問題となるアセスメントデータ［S］を抽出し，抽出したデータを基準値や必要エネルギー量，必要栄養素量と比較し，栄養に関するその原因や要因［E］を明確にして関連づける。

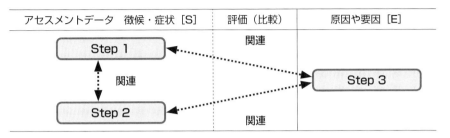

②栄養状態を悪化させている根本的な原因や要因［E］〔エネルギー・栄養素摂取（補給）量の過不足が生じている原因の本質〕を明確にする。

Step 4

③本症例の栄養状態の判定（栄養診断）として，71 の栄養診断の用語（NI，NC，NB，NO）のなかから該当する栄養診断コードをすべてあげてみる。

④最終の栄養状態の判定（栄養診断）を提示する［P］。

Step 5

※①で提示したアセスメントデータの評価（比較）結果から考えられる，②その原因や要因との関連から栄養問題の一番の根源となっている栄養診断の用語は何か？　③のなかから順位をつけて考え，1 つ～3 つの栄養診断の用語を提示する。

⑤栄養状態の判定（栄養診断）の根拠（PES）報告を作成する。

Step 6　　＝　　PES 報告

※ PES 報告は「**S** の根拠に基づき，**E** が原因となった（関連した），**P** である」と簡潔な一文で記載する。PES 報告記載にあたってのポイント：**S** は上記①アセスメントデータ［S］に記載している項目，**E** は上記①②原因や要因［E］に記載している内容，**P** は上記④で絞り込んだ栄養診断の用語［P］を記載することになる。

⑥栄養介入計画（P：Plan）を考える。

リンクさせる

Step 7　　＝　　栄養介入計画

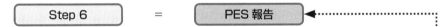

※ P の介入計画は PES 報告内容とリンクさせて記載することが大きなポイントである。
　・PES 報告の **S** の内容は，今後のモニタリングや再評価を考える項目とリンクするよう記載しなくてはいけない。したがって，<u>**S** の内容は，Mx）モニタリング計画</u> とリンクする（図 I−3）。
　・PES 報告の **E** の内容は，栄養介入計画を作成する基礎となる内容でなくてはならない。したがって，<u>**E** の内容は，Rx）栄養治療計画</u> とリンクする。また，<u>Ex）栄養教育計画</u> ともリンクする（図 I−3）。

図 I-2　栄養アセスメントから栄養介入計画までの手順

注）S：sign/symptoms　　E：etiology　　P：problem or nutrition diagnosis label
　　Mx）monitoring plan　　Rx）therapeutic plan　　Ex）educational plan

栄養状態の判定（栄養診断）を実践するためには，**7 つの Step** で考える。

■ **Step 1：栄養アセスメントⅠ（身体計測，血液・生化学検査データ，身体所見，既往歴）の検証**

　栄養状態の判定（栄養診断）を行うための根拠となる栄養アセスメントデータ（p.18，表Ⅱ-3参照）を検証する。栄養アセスメントで得られたデータや徴候・症状は，栄養状態の判定（栄養診断）を決定する重要な根拠となるのでていねいに行う必要がある。

　また，栄養アセスメントは，栄養状態の判定（栄養診断）の精度を左右する重要な事項となるため，科学的根拠に基づいた基準値を用いて慎重に分析や解釈を行い重症度も含めて一つひとつていねいに検証し，問題となるデータを抽出していく。

■ **Step 2：栄養アセスメントⅡ〔必要エネルギー・栄養素量と摂取（補給）量〕の検証**

　栄養状態の判定（栄養診断）の決定においては，特に，栄養アセスメントで取得する「食物・栄養に関連した履歴」のエネルギー・栄養素摂取（補給）量の評価が重要となる。したがって，「経口栄養補給法」，「経腸栄養補給法」，「経静脈栄養補給法」の視点から，患者の必要エネルギー・栄養素量と摂取（補給）量や摂取（補給）ルートの評価を行い，患者にとって現在のエネルギー・栄養素摂取（補給）量が「適正な状態か」，「過剰な状態か」，「不足している状態か」，それとも「栄養のバランスの問題か」を，エネルギーやそれぞれの栄養素ごとに摂取（補給）量を評価する。

Step 1 と 2 では，
「5. 栄養アセスメントとは」
を理解しておこう。

■ **Step 3：栄養アセスメントデータⅠとⅡの関連を探る**

　栄養アセスメントで問題となっている各種データや徴候・症状（Step 1）と，エネルギー・栄養素摂取（補給）量の過不足（Step 2）との関係を探るために，栄養アセスメントで問題となっているデータや徴候・症状とエネルギー・栄養素摂取（補給）量の過不足などとの関連を考えてその関係を明確に示す。

■ Step 4：栄養状態を悪化させている原因を探る

　栄養アセスメントデータとエネルギー・栄養素摂取（補給）量の過不足との関係（**Step 3**）を踏まえ，エネルギー・栄養素摂取（補給）量の過不足が生じ，栄養状態を悪化させている根本的な原因や要因は何なのかを考え，「エネルギー・栄養素摂取（補給）量の過不足が生じている原因の本質」を明確に示す。

■ Step 5：栄養状態の総合的な判定のため栄養診断コードを確定する

　栄養アセスメントの各評価結果を踏まえ，総合的に栄養状態の判定（栄養診断）を決定する。決定に際しては，栄養アセスメントデータの検証（**Step 1**），必要エネルギー・栄養素量の算出と摂取（補給）量の過不足（**Step 2**），栄養アセスメントデータとエネルギー・栄養素摂取（補給）量の過不足との関係（**Step 3**），エネルギー・栄養素摂取（補給）量の過不足が生じている根本的な原因や要因（**Step 4**）を総合的に判定し，栄養状態が悪化している一番の根源となる栄養診断の用語を考え，最終的に１つ～３つに絞り込んで確定しなければならない。

管理栄養士として栄養状態の判定（栄養診断）を確定する際に，再度考えなければならないことは，「今決定した栄養診断の用語で，栄養状態を悪化させているすべての問題を解決・説明できるのか」，また，「今決定した栄養診断の用語で，栄養状態を悪化させている問題を解決・説明できないものはないのか」である。

■ Step 6：PES（ピー，イー，エス）報告で"栄養状態の判定（栄養診断）の根拠"を簡潔に示す

　栄養状態の判定（栄養診断）で栄養診断の用語を確定したら，栄養状態の判定（栄養診断）の根拠を明確に示すため PES 報告を作成する。PES 報告は，「**S**（sign/symptoms）の**根拠に基づき**，**E**（etiology）が原因となった（関連した），**P**（problem or nutrition diagnosis label）である」というように，要点のみを明確に示す簡潔な一文で記載する。

■ Step 7：PES 報告と Plan の Mx），Rx），Ex）が連動した栄養介入計画

　PES 報告で，栄養状態の判定（栄養診断）の根拠として示した **E**（etiology）「エネルギー・栄養素摂取（補給）量の過不足が生じ患者の栄養状態を悪化させている根本的な原因（一番の根源）」を改善するための栄養介入計画を考えていく。栄養介入計画は，プラン（plan）として「Mx）モニタリング計画，Rx）栄養治療計画，Ex）栄養教育計画」の３つの視点から考える。

7．栄養状態の判定（栄養診断）の記録方法

　栄養状態の総合的な判定である，栄養状態の判定（栄養診断）は，診療録に記載する。診療録には，わが国で広く使用されている POS（problem oriented system）の SOAP 形式（叙述的記録）で経過を記録することが多く，その場合は栄養状態の判定（栄養診断）を，栄養診断の用語（p.2，表Ⅰ-1）を用いて最初に記載する。さらにその栄養状態の判定（栄養診断）の裏づけと原因の根拠として，経過記録である SOAP の A の最後に「PES（ピー，イー，エス）報告」と呼ばれる一文で記載する。

8．栄養状態の判定（栄養診断）と PES（ピー，イー，エス）報告

　栄養状態の判定（栄養診断）の根拠は，「PES 報告」と呼ばれる簡潔な一文で記録しなければならない。

　PES 報告とは，「**S**（sign/symptoms）**の根拠に基づき，E**（etiology）**が原因となった（関連した），P**（problem or nutrition diagnosis label）**である**」というように，要点のみを明確に記載する簡潔な一文となる。PES の P は，栄養診断の用語の提示，E は，患者の栄養状態を悪化させている根本的な原因や要因，S は，栄養診断の用語を決定する際に用いた問題となっている栄養アセスメントデータ・徴候や症状である。PES 報告は，栄養診断の用語1つに対して，1つ必要である。したがって，栄養診断の用語が2つある場合は PES 報告も2つ，栄養診断の用語が3つある場合は PES 報告も3つ記載しなければならない。

　PES 報告で用いる P，E，S は，前述の「6．栄養状態の判定（栄養診断）とは」で解説した7つの **Step** で考え導き出した各種アセスメントデータや徴候・症状，エネルギー・栄養素摂取（補給）量の過不足が生じている根本的な原因や要因，決定した栄養診断の用語を用いることになる。

　PES 報告の「P」「S」と経過記録の SOAP の「S」「P」は意味が異なる（表Ⅰ-3）。

表Ⅰ-3　SOAPとPES報告の意味

SOAP	PES 報告
S：主観的データ（subjective date） 　　主に患者の言葉や訴え O：客観的データ（objective date） 　　主に各検査やエネルギー・栄養素摂取（補給）量 　　などのデータ，服薬状況，兆候・症状とその変化 A：栄養アセスメント（assessment） 　　S（主観的データ）とO（客観的データ）から考 　　えるそれぞれの栄養アセスメント 　　栄養状態の判定（栄養診断）の根拠（PES 報告） P：介入計画（plan） 　　栄養問題を解決するための具体的な介入方法 　　Mx）モニタリング計画 　　Rx）栄養治療計画 　　Ex）栄養教育計画	P：栄養診断の用語の提示（problem or nutrition diagnosis label） E：原因や要因（etiology） S：栄養アセスメントデータ・徴候や症状（sign/symptoms）

日本のＰＥＳ報告
英語は結論を先に伝える文章構成となっているので
「Ｐ・Ｅ・Ｓ」の順番となるが,
日本語は,結論が最後にくる文章構成なので
「Ｓ・Ｅ・Ｐ」の順番で記載する。

　PES の記録は,基本的事項を理解したうえで症例検討を繰り返しながら身につけていくことが大切である。

　PES 報告のポイントは次の3つである。

　①　PES 報告で記録する項目は栄養状態の判定（栄養診断）の7つの **Step** のルールに従って,正確でていねいな栄養アセスメントが実施できていれば,PES 報告で記載するためのデータや文言をこの時点で新たに考える必要はない。なぜなら,PES 報告のSは,栄養状態の判定（栄養診断）を決定する際の栄養アセスメントデータとして **Step 1, Step 2** で問題となるデータや徴候・症状,エネルギー・栄養素摂取（補給）量の過不足として,既に抽出されているはずである。

　②　次に,PES 報告のEは,患者の栄養状態を悪化させている根本的な原因や要因であるので,**Step 3, Step 4** で,エネルギー・栄養素摂取量の過不足が生じている根本的な原因が,既に明確に示されているはずである。

　③　そして,PES 報告のPは,患者の栄養状態の判定（栄養診断）の提示として **Step 5** で71 の栄養診断の用語から既に確定されているはずである。

　上記の①②③をそれぞれ PES 報告で「**S の根拠に基づき,E が原因となった（関連した）,P である**」と記載する。

　そして次に,PES 報告で示したS,E,Pを改善するための栄養介入計画となるプランP（plan）を「Mx）モニタリング計画,Rx）栄養治療計画,Ex）栄養教育計画」の3つの視点から考えていくことになる（図I-2）。

9．PES 報告と栄養介入計画・モニタリングとの関係

　栄養介入計画のポイントは,PES 報告と栄養介入計画を必ずリンクさせることである。

　PES 報告のSは,患者の栄養状態で問題となっているデータや徴候・症状なので,栄養介入によって問題となっているデータや徴候・症状が改善するのか,悪化するのか,責任をもってモニタリングしていかなければならない。したがって,PES 報告のSと栄養介入計画プランPの Mx（モニタリング計画）は必ずリンクさせ経過観察を行うことになる。併せて,PES 報告のEの内容は,栄養状態を悪化させている根本的な原因や要因であるため,その根本的な原因や要因を改善するための栄養介入計画として,プランPの Rx（栄養治療計画）・Ex（栄養教育計画）とリンクするよう考えて計画していかなければならない（図I-2,I-3）。

　栄養介入計画では,

・"PES 報告の E で示した，**患者の栄養状態を悪化させている根本的な原因や要因**"を改善するための栄養介入計画を立案し，栄養介入によって，

・"PES 報告の S で示した**問題となっている栄養アセスメントデータや徴候・症状**"が改善していかなくてはならない。

したがって，PES 報告で示している S のデータや徴候・症状を経過観察しながら栄養状態が改善しているのか悪化しているのか，その変化をモニタリング（再評価）していくことが重要である。栄養介入しても，PES 報告の S のデータや徴候・症状が改善しない場合は，PES 報告の E の患者の栄養状態を悪化させている根本的な原因や要因が別のところにある可能性があるので，再度，栄養アセスメントを実施し根本的な原因や要因について再評価する必要がある。この手順で PDCA サイクル（plan-do-check-act cycle）を繰り返し起動させ継続した評価を実践し患者にとって最適な栄養管理を提供しなければならない。

また，医療施設では，栄養管理の治療技術をもった医師，管理栄養士，看護師，薬剤師等で組織された栄養サポートチームなどの医療チームが病院内に位置づけられており，各職種が専門的な立場から栄養食事療法を実施し，入院患者（特に栄養不良の患者）の栄養管理を担っている。管理栄養士は，チーム医療において栄養アセスメントや栄養状態の判定（栄養診断）など重要な役割を担っているので他職種との連携は重要となる。医療施設の管理栄養士に求められているものは，栄養管理プロセスの知識や技術を用いて，根拠を示した PES 報告と根拠のある栄養介入計画を明確に示し，患者の栄養状態を維持・改善させ，患者の治療に貢献することである。

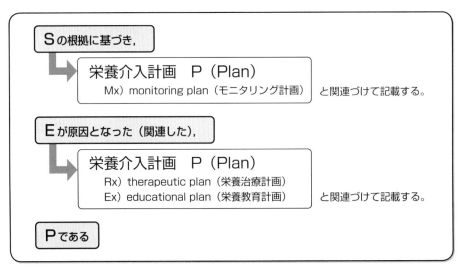

図Ⅰ-3　PES報告と介入計画の関連（リンク）

10. アウトカム（結果）管理システム

アウトカムは，管理栄養士が栄養介入した結果，患者の栄養状態はどうなったのかを評価するものである。一例として，

・【改善】栄養状態が改善した

・【軽快】栄養状態が以前よりもよくなった

・【不変】栄養状態が変わらない

・【悪化】栄養状態が以前よりも悪くなった

・【その他】上記以外の場合

などが考えられる。アウトカムの指標としては，栄養スクリーニングや栄養アセスメントの栄養指標を用いて評価し，在院日数や再入院率，医療費などを用いた総合的なアウトカムマネジメント評価も行う。

コラム　栄養状態の判定（栄養診断）の考え方

　栄養診断の用語は，いくつあげればよいのだろうか。現在問題となっている栄養の問題が1つの栄養診断の用語ですべて解決できる場合は問題ないが，1つの栄養診断の用語だけでは解決できないと判断した場合は，2つ目，3つ目の栄養診断の用語を検討する必要がある。

　たとえば，腎臓病（CKDステージ3b）の患者で，栄養アセスメントにおいて，必要エネルギーより摂取エネルギー量が低下していると評価し，次に，たんぱく質摂取量を評価してみると基準量より摂取量が多いと評価し，次に食塩（ナトリウム）の摂取量を評価してみると基準量より過剰に摂取していると評価し，カリウム摂取は基準量内だった場合の栄養診断の用語を考えてみよう。

　まず，エネルギー摂取量の観点から，栄養診断の用語で「NI-1.2　エネルギー摂取量不足」と判定した場合，栄養介入計画はエネルギー摂取量増加に向けた方針が示されるため，エネルギー摂取量は改善することが推測される。

　しかし，栄養診断の用語で「NI-1.2　エネルギー摂取量不足」1つだけを決定すると，栄養介入計画はエネルギー摂取量増加を目的に計画されるため，エネルギー摂取量増加は達成できるが，エネルギー摂取量増加に伴って，たんぱく質摂取量や食塩（ナトリウム）摂取量もさらに増加することが推測される。

　したがって，たんぱく質摂取量を減少させるため2つ目の栄養診断の用語として，「NI-5.7.2　たんぱく質摂取量過剰」，食塩（ナトリウム）摂取量を減少させるための3つ目の栄養診断の用語として「NI-5.10.2(7)　ナトリウム（食塩）摂取量過剰」も必要となる。

　以上のように，1つの栄養診断の用語だけで現在の栄養状態がすべて改善されると判断した場合は1つの栄養診断の用語だけで問題ないが，1つの栄養診断の用語だけでは解決できないと判断した場合は，2つ目の栄養診断，3つ目の栄養診断の用語を考えていく必要がある。

　複数の栄養診断の用語が必要となる患者は，治療の状況や栄養上の問題の重症度に応じて優先順位をつけ，たとえば，＃1「NI-1.2　エネルギー摂取量不足」，＃2「NI-5.7.2　たんぱく質摂取量過剰」，＃3「NI-5.10.2(7)　ナトリウム（食塩）摂取量過剰」の順位で改善を図ることになる。

参考文献

・日本栄養士会監修：栄養管理プロセス，第一出版，2018

・片桐義範：連載　栄養ケアプロセス（NCP）の活用　第2回　栄養診断の考え方，日本栄養士会雑誌，59（5），pp.15-18，2016

・早川麻理子他：栄養アセスメントツールの対象患者と効果的な活用，静脈経腸栄養，25（2），pp.581-584，2010

・医科点数表の解釈：社会保険研究所，各年

Ⅱ. 臨床栄養管理の実際

1. 疾患の理解

　栄養管理プロセスのなかで，栄養アセスメントと栄養状態の判定（栄養診断）は管理栄養士が行う。その考え方の基本として，表Ⅱ-1の栄養状態の6つの分類を理解しておく。そして，管理栄養士は栄養アセスメントと栄養状態の判定（栄養診断）を理解したうえで症例と向き合うことになるが，疾患によって起こりやすい栄養上の問題がある。また，疾患によって適切な栄養治療法は異なる。そのため，症例と向き合う際に，関連する診療ガイドラインを読むことや，人体の構造・機能を理解しておくことは，その疾患で発生してくる栄養上の問題（副作用も含む）を見つけ出すことや，適切な栄養治療法を考えるためには必須の内容となる。

表Ⅱ-1　栄養状態の基本的な考え方

	栄養状態	備　考
1	適切な栄養状態	
2	特定の栄養素の欠乏状態	ビタミン，微量元素欠乏症（例：鉄欠乏性貧血，亜鉛欠乏症等），必須脂肪酸欠乏
3	数種類の栄養素の欠乏状態	栄養失調・飢餓〔例：たんぱく質・エネルギー栄養障害：PEM（protein-energy malnutrition）　等〕
4	特定の栄養素の過剰状態	ビタミン，重金属過剰症（例：ビタミンA中毒症　等）
5	数種類の栄養素の過剰状態	過栄養（例：肥満症　等）
6	栄養素相互のバランスが崩れた状態	栄養不均衡（例：アミノ酸インバランス　等）

編集部注：ここでの「栄養素」には，エネルギーを含む。

（武藤泰敏ら・栄養評価の意義と今後の展望，JJPEN，7（6），p.941，1986 より改変）

　なお，診療ガイドラインとは，科学的根拠に基づき，系統的な手法により作成された推奨される治療法などを示す文書のことである。患者と医療者を支援する目的で作成されており，臨床現場における意思決定の際に，判断材料のひとつとして利用することができる。例えば，「糖尿病治療ガイド 2018-2019」（日本糖尿病学会）には，栄養治療法として以下が記載されている（日本糖尿病学会「糖尿病診療ガイドライン 2019」に沿い一部改定）。

●**食事療法の進め方**―適正なエネルギー摂取量の指示
・性，年齢，肥満度，身体活動量，合併症の有無などを考慮し，エネルギー摂取量を決定する。初期設定エネルギー摂取量は（患者の目標体重を考慮する必要があるが），男性では1,600 ～ 2,000 kcal，女性では 1,400 ～ 1,800 kcal の範囲にある。
・治療開始時の目安とするエネルギー摂取量の算出方法は，
　エネルギー摂取量[注1] ＝目標体重[注2]×エネルギー係数[注3]　で求める。

- エネルギーバランスは体重の変化に表れる。治療開始後の代謝状態を評価しながら，適正体重の個別化を図る[注4]。
- その後，体重の増減，血糖コントロールを勘案して設定を見直す。

注1）小児・思春期については，○○頁を参照。（筆者注：ガイドラインのページが示してある）

注2）目標体重（kg）＝身長（m）×身長（m）×22

注3）エネルギー係数は体を動かす程度によって決まるエネルギー必要量（kcal/kg 目標体重）。

注4）肥満者の場合には，まず5％の体重減少を目指す。

［エネルギー係数の目安］

軽労作（大部分が座位の静的活動）	25 〜 30 kcal/kg 目標体重
普通の労作（座位中心だが運動・家事，軽い運動を含む）	30 〜 35 kcal/kg 目標体重
重い労作（力仕事，活発な運動習慣がある）	35 〜　 kcal/kg 目標体重

2．必要な情報の収集

　栄養アセスメントをするためには栄養・食事摂取状況や生活活動の状況，身体計測，臨床検査（検査数値や所見），臨床診査（問診や身体観察），治療歴などが重要な情報となる。栄養アセスメントをするための具体的な指標は表Ⅱ-2の5項目に分けられる。なお，これらの情報が示す異常と思われる項目は，疾患の種類によって特有な傾向を示すことが多くある。管理栄養士は独自で収集できる情報（食事摂取量調査や食物アレルギーなど）のほかに，カルテ（診療録）やサマリー（治療やケアの要約）から他職種が収集した情報も活用し，疾患によって起こりやすいさまざまな情報を拾い上げる能力も必要となる。

　例として，2型糖尿病の45歳男性（独身，一人暮らし）の症例から収集した情報を表Ⅱ-3にあげる。

表Ⅱ-2　栄養アセスメントに活用されるデータ

項　　目	指　　標
FH 食物・栄養に関連した履歴	食物・栄養素摂取，食物・栄養の管理，薬剤・補完的代替医療食品の使用，食物・栄養に関する知識・信念・態度，栄養管理に影響を及ぼす行動，食物および栄養関連用品の入手のしやすさ，身体活動と機能，栄養に関連した生活の質
AD 身体計測	身長，体重，体格指数（BMI），成長パターン指標・パーセンタイル値，体重歴
BD 生化学データ，臨床検査と手順	生化学検査値，検査（例：胃内容排泄時間，安静時エネルギー代謝量）
PD 栄養に焦点を当てた身体所見	身体的な外見，筋肉や脂肪の消耗，嚥下機能，消化管の状態，食欲，感情，バイタルサイン
CH 個人履歴	個人の履歴，医学・健康・家族の履歴，治療歴，社会的な履歴

（日本栄養士会監修：栄養管理プロセス，第一出版，p.26，2018 より）

表II-3　必要な情報の収集例〔45歳男性（独身，一人暮らし）で2型糖尿病の場合〕

項　目	指　標
FH 食物・栄養に関連した履歴	朝食は食パン2枚・ジャム，コーヒー，昼食は社員食堂，夕食は外食＋ビール1本（630 mL），寝る前には家で菓子類を食べながらゲームをする。仕事はシステム開発で，ほとんど座っている。忙しくなると，常に菓子類を置いて食べている。最近，特にのどが渇く。食物アレルギーなし。（食事摂取量 2,000 kcal/日＋アルコール 250 kcal/日＋間食 800 kcal/日：1日総エネルギー摂取量 3,050 kcal）
AD 身体計測	身長 160 cm，体重 80 kg，体格指数（BMI）31.3 kg/m²，20歳時は体重 56 kg であった。腹囲 105 cm，上腕筋囲 19 cm（%AMC 79%），上腕三頭筋部皮下脂肪厚 24 mm（%TSF 235%）。
BD 生化学データ，臨床検査と手順	空腹時血糖（FPG）140 mg/dL，HbA1c 7.8% 尿糖（＋），尿ケトン体（＋）
PD 栄養に焦点を当てた身体所見	口腔内乾燥・頻尿あり。血圧 140/90 mmHg
CH 個人履歴	35歳の時に糖尿病境界型と指摘される。父親は2型糖尿病であり，60歳で他界。

3．収集した情報に基づく栄養アセスメント

　栄養アセスメントと栄養状態の判定（栄養診断）の関係を考えると，収集した情報の1つに関する栄養状態の評価が栄養アセスメントであり，その複数の栄養アセスメントから全体の総合判定をすることが栄養状態の判定（栄養診断）となる。

　栄養アセスメントのやり方として，1つの重要な栄養アセスメントデータを健康人の一般的な比較基準値や各種学会が提示している診療ガイドラインおよび適正と思われる目標量と比較して，その差や判定基準から，その1つの項目に関して評価をすることが基本となる。その際にはその原因を考える必要がある。ただし，個人情報からの評価では，目標や判定基準が存在しない場合もある。前述の症例をもとに，栄養アセスメントを表II-4に示す。

表II-4　症例の栄養アセスメントとその原因

栄養アセスメント	考えられる原因
■食事摂取量 3,050 kcal/日は目標エネルギー量（目標体重 56 kg × 30 kcal/kg = 1,680 kcal）に対して182%である（特に間食により摂取量増加）。 ■体重 80 kg（BMI 31.3 kg/m²）は，肥満症診断基準 肥満2度である。 ■腹囲 105 cm はメタボリックシンドローム診断基準の腹囲基準（男性 ≧85 cm）より高値であり，空腹時血糖および血圧が高値であるため，メタボリックシンドローム診断基準に適合する。 ■体組成は上腕筋囲（%AMC 79%）に対し，上腕三頭筋部皮下脂肪厚（%TSF 235%）が多いことから，脂肪過多に傾いている。 ■口渇感，口腔内乾燥から，脱水症状がみられる。	①忙しくなると，常に菓子類を置いて食べている（→ストレス負荷時に食欲コントロールができなくなる）。 ②仕事はシステム開発で，ほとんど座っている（→身体活動不足である）。 ③空腹時血糖（FPG）および HbA1c 高値，尿糖（＋），頻尿から，高血糖が原因となった細胞内脱水状態が考えられる。

4. 栄養状態の判定（栄養診断）

　管理栄養士は栄養状態の判定（栄養診断）を行う。**これは栄養に限局した判定であり，医師が行う医療診断とは異なる**。このように，管理栄養士は栄養状態の判定（栄養診断）をする専門職であるという立場を間違えなければ，管理栄養士は患者や利用者に疾病があろうとなかろうと，また疾病（がん，肝臓病，糖尿病，腎臓病など）が異なっても，栄養補給の手段（経口栄養補給法，経腸栄養補給法，経静脈栄養補給法）が異なっても，適切に判定でき，専門性が発揮される。「管理栄養士は医師ではない」ことを，しっかりと認識しておかなければならない。

　ここで大切な考え方は，
　　■栄養状態の判定（栄養診断）は栄養介入により問題を完全に解決できるのか
　あるいは，
　　■少なくとも徴候と症状を改善することができるのか
　これを明らかにする必要があり，それができる内容が栄養状態の判定（栄養診断）の対象になるということである。

　最終的な"総合的な判定"である栄養状態の判定（栄養診断）には，NI（栄養摂取量），NC（臨床栄養），NB（栄養に関する行動と生活環境），NO（その他の栄養）の4つの領域があり，71もの栄養診断の用語があるが，経験を重ねていくと，数多くの栄養診断を選択することができるようになる。

　簡潔にいえば，数多くの選択した栄養状態の判定（栄養診断）から，早急に改善しなくてはいけない内容（改善できる可能性があることが前提）は，取り組む優先順位が高いため，優先して栄養介入計画（栄養治療計画，栄養教育計画）を立てることになる。

　なお，栄養状態の判定（栄養診断）は1つに絞り込んで計画したほうが治療効果は上がるが，重大な異なる問題が複数ある場合には同時に複数の栄養状態の判定（栄養診断）を行い対応することになる（例：「NI-1.2 エネルギー摂取量不足」と，「NI-3.1 水分摂取量不足」など）。ただし，同時に実施できることには限りがあるので，同時の栄養状態の判定（栄養診断）は3つ以内に収める。

　表Ⅱ-3に示した症例をもとに判定してみると，栄養診断の用語は以下のようなものが考えられる。

■ NI-1.3　エネルギー摂取量過剰

■ NI-2.2　経口摂取量過剰

■ NI-3.1　水分摂取量不足

■ NC-3.3　過体重・肥満

■ NB-1.3　食事・ライフスタイル改善への心理的準備不足

■ NB-2.1　身体活動不足　　　　　　　　　　　　　　　など

　このなかから，管理栄養士の立場で，今一番に早急に対応しなくてはいけないことを考えた結果，「NI-1.3 エネルギー摂取量過剰」を選択した。この選択した栄養状態の判定（栄養診断）を，裏付けと原因を加えて表現したものがPES（ピー，イー，エス）報告と呼ばれるものであ

る．「PES」は下記の略語である．

　・P（problem or nutrition diagnosis label）：問題や栄養状態の判定（栄養診断）の表示

　・E（etiology）：原因や要因

　・S（sign/symptoms）：栄養状態の判定（栄養診断）を決定すべき栄養アセスメント上のデータ

　そして，"栄養状態の判定（栄養診断）の根拠"（PES 報告）は「S の根拠に基づき，E が原因となった（関連した），P である」と簡潔な一文で表現することになる．

　前述の症例の P・E・S を例示する（表Ⅱ-5）．

表Ⅱ-5　症例のP・E・S

> P：NI-1.3 エネルギー摂取量過剰
> E：ストレス負荷時に食欲コントロールができない
> S：食事摂取量（間食）過多，BMI 31.3 kg/m^2 高値，腹囲 105 cm 高値，%TSF 235%，
> 　　FPG 140 mg/dL 高値，HbA1c 7.8% 高値，尿糖（＋）

　この内容を"栄養状態の判定（栄養診断）の根拠"（PES 報告）として一文で表現する（表Ⅱ-6）．

表Ⅱ-6　栄養状態の判定（栄養診断）の根拠の記載（例）

> **栄養状態の判定（栄養診断）の根拠の記載**
> 　食事摂取量（間食）過多，BMI 31.3 kg/m^2 高値，腹囲 105 cm 高値，%TSF 235%，
> FPG 140 mg/dL 高値，HbA1c 7.8% 高値，尿糖（＋）の根拠に基づき，ストレス負荷時に食欲コントロールができないことが原因となった，エネルギー摂取量過剰である．

　なお，今回の症例の脱水症状は高血糖が原因のため，脱水改善は医師の治療になると判断した．また，栄養診断の用語を選ぶ際に「NI-1.3　エネルギー摂取量過剰」と「NI-2.2　経口摂取量過剰」は同じような内容のため，どちらを選ぶかを悩む人もいるが，当事者の主観的な判断でよい．大切なことは，栄養状態の判定（栄養診断）に至った**"本質的な原因"**を見つけ出すことであり，**"本質的な原因"**が提示できれば，栄養状態の判定（栄養診断）が異なっていても，栄養介入計画は同じ内容になるはずである．重要なことは，**"本質的な原因"**を導き出すことである．

　参考までに，"栄養状態の判定（栄養診断）の根拠"（PES 報告）の例として，再考すべき内容を提示しておく（表Ⅱ-7）．この例示の場合は，原因が"食べ過ぎ"と提示してあり，表面的な原因にとどまっている．**"本質的な原因"**が提示できるかで，今後の栄養介入計画の内容に大きな違いが出てくる．

表Ⅱ-7　改善（再考）が必要な記載（例）

> **栄養状態の判定（栄養診断）の根拠の記載**
> 　食事摂取量（間食）過多，BMI 31.3 kg/m^2 高値，腹囲 105 cm 高値，%TSF 235%，
> FPG 140 mg/dL 高値，HbA1c 7.8% 高値，尿糖（＋）の根拠に基づき，食べ過ぎが原因となった，エネルギー摂取量過剰である．

5. 栄養介入

　前節で"栄養状態の判定（栄養診断）の根拠"をPES報告で記載したが，栄養管理プロセスのシステムはPES報告がシステムの中心となり，PDCAサイクルのシステムが連動して動いていく。そのため，栄養介入計画は"栄養状態の判定（栄養診断）の根拠"であるPES報告の内容と常に連動させることを基本とする。考え方は，PES報告のSの内容は，今後のモニタリングや再評価を考える基礎となる内容でなければならないし，PES報告のEの内容は，今後の栄養介入計画を作成する基礎となる内容でなくてはならない。その連携の概念については図I-3（p.14）を参照されたい。

　診療録への記載例は，経過記録として頻繁に使用されるSOAP形式を紹介する（表Ⅱ-8）。診療録への記載は管理栄養士だけでなく，医師，看護師などの他職種にも簡潔に内容を伝える記録でなければならない。

　記録は最終結論である栄養状態の判定（栄養診断）を栄養診断の用語を用いて最初に記載する。次にS（subjective data：患者の訴えなどの主観的情報），O（objective data：身体計測値や生化学データ，栄養に焦点を当てた身体所見などの客観的情報），そしてA（nutrition assessment：栄養評価）をSとOから導き出して1つずつ記載する。栄養評価をした後に"栄養状態の判定の根拠"と提示してPES報告で内容を記載する。最後にP（plan：栄養介入，栄養モニタリングと評価に関する計画）を記載するが，PはMx）（monitoring plan：モニタリング計画），Rx）（therapeutic plan：栄養治療計画），Ex）（educational plan：栄養教育計画）に細分して記載する。ここで重要なことは，PES報告の「Sの根拠に基づき」の内容はMx）の内容に関連づけさせること，PES報告の「Eが原因となった（関連した）」の内容はRx）・Ex）の内容に関連づけして記載することである。

　なお，栄養介入計画は具体的な目標を設定しておくと，実施後の評価がしやすくなる。

　前述した症例の"栄養状態の判定（栄養診断）の根拠"（PES報告）と栄養介入の展開を例示する（図Ⅱ-1）。

表Ⅱ-8　診療録への記載（例）

（栄養診断の用語）N●-●.● ○○○○○○
S：主観的データ
O：客観的データ
A：栄養アセスメント
"栄養状態の判定の根拠"（PES報告） Sの根拠に基づき，Eが原因となった，Pである。
P　Mx）monitoring plan（モニタリング計画） 　　Rx）therapeutic plan（栄養治療計画） 　　Ex）educational plan（栄養教育計画）

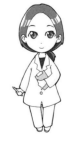

栄養状態の判定（栄養診断）の根拠の記載
食事摂取量（間食）過多，BMI 31.3 kg/m² 高値，腹囲 105 cm 高値，%TSF 235%，FPG 140 mg/dL 高値，HbA1c 7.8% 高値，尿糖（＋）の根拠に基づき，ストレス負荷時に食欲コントロールができないことが原因となった，エネルギー摂取量過剰である。

P Mx）食事摂取量（間食），BMI・腹囲・%TSF，FPG・HbA1c，尿糖
   Rx）食事療法 1,700 kcal/日（間食 200 kcal/日），体重の減量（目標 75 kg/6 か月）
      日々の生活のなかで活動量を増加させる（階段歩行など）
   Ex）エネルギーの低い間食類を理解し，ストレス下における間食のとり方のルール作りを調整する。

図Ⅱ-1　栄養介入（例）

（1）栄養食事計画とその実際（栄養・食物の提供）

栄養食事計画では，その患者の目標エネルギー・栄養素量を考え，適正な栄養状態に近づけるには，どの栄養食事療法や栄養補給法が最善かを考えていく必要がある。そこには「どれだけ人間らしい生活や，自分らしい生活を送り，人間として幸福感を見いだしているか」という「生活の質（QOL）」も合わせて考える必要がある。

1）目標エネルギー・栄養素量の算出

目標エネルギー・栄養素量の算出にはさまざまな方法がある。例として必要エネルギー量算出方法を大きく分類して紹介する。どれを採用するかは，その都度状況に応じて判断する。

■間接熱量測定器によるエネルギー消費量を測定する。

■健康人⇨「日本人の食事摂取基準」を活用する。

■傷病者等（手術術後，褥瘡患者，低栄養患者など）

   ⇨推定式〔Harris-Benedict(ハリス-ベネディクト)の式，国立健康・栄養研究所の式〕を活用する。

   ⇨体重当たり 25 ～ 30 kcal を基準とし，ストレスの程度に応じて増減する。

■特別な栄養食事療法が必要な場合（糖尿病，慢性腎臓病など）

   ⇨各種学会のガイドラインによる病態別エネルギー・栄養素量を参考にする。

2）栄養補給法の理解

栄養補給法の選択には，栄養補給法の種類（図Ⅱ-2）や，栄養療法と投与経路のアルゴリズム（A.S.P.E.N.）（図Ⅱ-3）を確認し，患者にとって最善な栄養補給法を選択する。

①　経口栄養補給法

栄養補給法のなかで，口から食べる「食事」（経口栄養補給法）が最も優れた栄養補給法である。「食事を食べる」という行為は，栄養補給するという意味だけではない。口から食べる「食事」は，人間の「食」という欲求を満たし，精神を安定させ，生きる意欲を増進させる。管理栄養士は「食」を通して，人間としての豊かさも合わせて考えていく必要がある。しかし，残念ながら，口から食べる行為そのものが危険を伴う（摂食嚥下障害や腸閉塞など）場合も

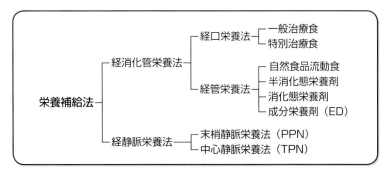

図Ⅱ-2　栄養補給法

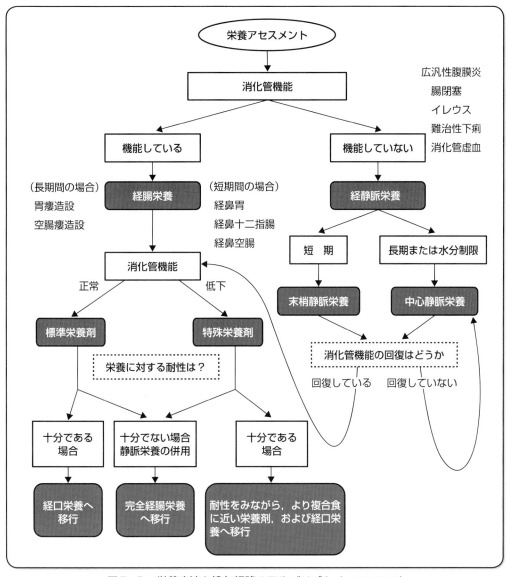

図Ⅱ-3　栄養療法と投与経路のアルゴリズム（A.S.P.E.N.）

（日本静脈経腸栄養学会監修：成人および小児患者に対する静脈・経腸栄養の施行に関するガイドライン，p.8，2002 より引用）

ある。その場合は，感情に流されず，別の最善な栄養補給法（経腸栄養補給法，経静脈栄養補給法）を選択することも忘れてはいけない。

② 経腸栄養補給法

「腸が機能している場合は腸を使う（When the gut works, use it !）」が原則である。経静脈栄養法を長期間続けていると腸が萎縮することにより，免疫反応や生体防御能が低下してくる。そのため，経静脈栄養に比べて生理的であり，感染症などの重篤な合併症も少ない経腸栄養補給法が選択される。経腸栄養補給法には経口と経管があり，経管投与のルートをさらに詳細に示すと経鼻管と経瘻孔がある。また，経腸栄養補給法の栄養剤の種類には，自然流動食，半消化態栄養剤，消化態栄養剤，成分栄養剤があり，それぞれに特徴があるので，しっかり理解しておく。

③ 経静脈栄養補給法

経静脈栄養補給法には中心静脈栄養法（total parenteral nutrition：TPN）と末梢静脈栄養法（peripheral parenteral nutrition：PPN）がある。末梢静脈栄養法は，濃度の濃い栄養液投与は血管炎を引き起こす可能性が高く，長期間，生命維持するのに必要なエネルギーを供給するのは困難である。一方，中心静脈栄養法は，濃度の濃い栄養液投与が可能である。しかし，敗血症などの感染症や，微量元素（亜鉛，銅，セレンなど）の不足や必須脂肪酸欠乏などを起こしやすいので，日々の管理が大切になる。

3）栄養・食事管理の実際

管理栄養士が食事管理をするということは，エネルギー量や栄養素量の数字を合わせるということではない。特に闘病中の傷病者にとっては，食事を食べられたことは"生きる希望"につながる。闘病意欲を持続させるためにも，食事を口から食べる行為は非常に重要な意味をもつ。管理栄養士は人を対象とした食物・栄養の専門職として，食形態の調整，四季折々の食材の選択，調理の工夫などの配慮も求められている。

（2）栄養教育，栄養カウンセリング

多くの栄養改善目標は患者の行動変容が必要となる。現在の患者の関心の程度や実行の状況によって，患者が行動変容ステージのどの段階にいるかを把握し，ステージを一段階ずつ上げていく指導が大切である。患者の行動変容ステージを把握しながら，現状に合った栄養教育，栄養カウンセリングを行うことが効果的である（図Ⅱ-4，表Ⅱ-9）。

（3）他の専門職種との連携（栄養ケアの調整）

チーム医療では，カンファレンス（症例検討会＝患者の情報交換と話し合いで方針を出す場）などで，他の領域の内容を理解するとともに，管理栄養士として他の領域の職種と調整を図る必要がある。その際には，食物・栄養の専門職として根拠に基づいた意見を提言する必要がある。ここでも，"栄養状態の判定（栄養診断）の根拠"（PES報告）を活用すると，原因と根拠が伝わり，説得しやすくなる。

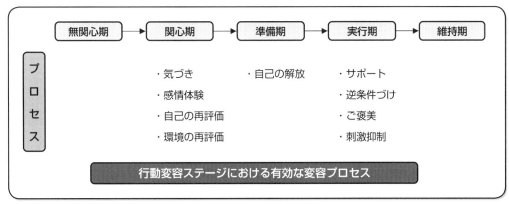

図Ⅱ-4　行動変容ステージ

表Ⅱ-9　行動変容ステージの分類

無 関 心 期：6か月以内に行動変容に向けた行動を起こす意思がない時期	
関 心 期：6か月以内に行動変容に向けた行動を起こす意思がある時期	
準 備 期：1か月以内に行動変容に向けた行動を起こす意思がある時期	
実 行 期：明確な行動変容が観察されるが，その持続がまだ6か月未満である時期	
維 持 期：明確な行動変容が観察され，その期間が6か月以上続いている時期	

6. 栄養モニタリングと評価

　前述した栄養状態の判定（栄養診断），"栄養状態の判定（栄養診断）の根拠"（PES報告），PES報告と連動した栄養介入（Mx, Rx, Ex）を経過観察していく。初回の栄養計画がうまく連動していれば，有効にPDCAサイクルが動き出しているはずである。栄養介入後に"栄養状態の判定（栄養診断）の根拠"（PES報告）として提示した異常な指標（データ）が改善されたのに，栄養状態が改善しない（具体的な目標に向かっていない）場合は，栄養上の問題に関連して発生した異常な指標（データ）であるという考察が間違っている可能性があるため，もう一度，最初から整理して考え直す必要がある。

7. アウトカム（結果）管理システム

　栄養管理プロセスは栄養状態の判定（栄養診断），PES報告を中心にして，常にPDCAサイクルが稼働している。しかし，改善目標に向かって効果的に動いていない場合には，どうすれば効率よくPDCAが動くか考えることが大切である。また，栄養状態の判定（栄養診断），PES報告をデータベース化することで，今まで気づかなかった傾向などもみえてくる可能性を秘めている。

8. 栄養管理計画

　前述とは別の栄養不良の患者症例を用いて，"栄養状態の判定（栄養診断）の根拠"（PES 報告）・栄養介入と栄養管理計画の関係を例示しておく（表Ⅱ-10，Ⅱ-11）。

　PES 報告を活用することで，栄養管理計画に根拠と原因が明確に提示されるので，充実した内容になる。

表Ⅱ-10　栄養管理（栄養食事指導）報告書（例）

	NI-1.2 エネルギー摂取量不足 NI-3.1 水分摂取量不足
S	入所中の食事は主食 1/2 量，おかず 2/3 量程度の摂取。食事摂取時に "むせ" はないが，水分摂取時にたまにむせる。水分は普段から飲まない。
O	アルツハイマー型認知症（塩酸ドネペジル服用：アリセプト®） 81 歳男性，高齢者施設入所中，1 年前より徐々に食欲低下（食欲不振，易疲労感あり） 身長 155 cm，体重 43 kg（4 kg↓/1 年）通常体重 47 kg（1 年前），BMI 17.9 kg/m² 上腕周囲長（AC）21.0 cm，上腕三頭筋部皮下脂肪厚（TSF）8 mm，%TSF 80%， %AMC 84.8%，%AMA 71.8% 　口腔内軽度の乾燥，ツルゴール軽度低下 　食事摂取量 約 900 kcal/ 日（目標エネルギー量 1,400 kcal/ 日） 　たんぱく質摂取量 40 g（目標たんぱく質量 50 g/ 日） 　水分摂取量 1,000 mL 程度（目標水分量 1,400 mL/ 日）
A	食事摂取量は約 900 kcal 摂取しており，目標エネルギー量の 64% である。 たんぱく質摂取量は目標たんぱく質量の 80% である。水分量摂取量は目標水分量の 71% であり，特に水分摂取不足が認められる。 体重 43 kg（BMI17.9 kg/m²）は体格指数基準値から低体重である。体組成は JARD2001 中央値と比較し，%TSF は 80%，%AMA は 72% である。貯蔵脂肪および筋肉量の減少が認められる。 **【栄養状態の判定の根拠】** 食事摂取量が目標エネルギー量より少なく体重減少 4 kg↓/1 年がみられることから，食欲不振や易疲労感の心理的要因による，エネルギー摂取量不足である。 水分摂取量低下および口腔内軽度乾燥，ツルゴール軽度低下，水分摂取時の "むせ" がみられることから，水分摂取時の嚥下機能低下による，水分摂取量不足である。
P	Mx）食事摂取量，水分摂取量，口腔内乾燥，ツルゴール，むせ，体重 Rx）水分摂取方法の検討 　　（お茶ゼリー使用，食事時間以外のお茶ゼリー摂取の検討） 　　1 日の目標栄養量（エネルギー 1,400 kcal，たんぱく質 50 g，水分 1,400 mL） 　　食形態および患者嗜好の検討 Ex）脱水の危険性について介助者および家族への理解

注）%TSF は TSF を日本人の身体計測基準値（JARD2001）の中央値で除した値，%AMC は AMC（上腕筋囲）を JARD2001 の中央値で除した値，%AMA は計算式で算出された AMA（上腕筋面積）を JARD2001 の中央値で除した値。

参考文献

・日本栄養士会監修：栄養管理プロセス，第一出版，2018
・厚生労働省：日本人の食事摂取基準（2020年版），2019
・日本糖尿病学会編著：糖尿病治療ガイド2018-1019，文光堂，pp.44-45，2018
・細谷憲政，岡田正，武藤泰敏，他：日本人の新身体計測基準値JARD2001，栄養 – 評価と治療，2002 年増刊号（Vol.**19** suppl），メディカルレビュー社，2002
・石井均：行動変化の患者心理と医師の対応，日本内科学会誌，**89**（11），pp.2356-2364，2000

表Ⅱ-11　栄養管理計画書（例）

計画作成日：　年　月　日

氏　名　　　　　　　　殿（男・女）　　　　　病　棟
明・大・昭・平　年　月　日生（　歳）　　　担当医師名
入院日：　　　　　　　　　　　　　　　　担当管理栄養士名

入院時栄養状態に関するリスク

※各施設で栄養アセスメント項目を検討する

栄養状態の評価と課題

【栄養状態の評価】　□良好　□軽度栄養不良　☑中等度栄養不良　□高度栄養不良
【栄養状態の課題（※栄養状態の判定の根拠）】
　＃1　NI-1.2　エネルギー摂取量不足
　エネルギー充足率64％，BMI 17.9 kg/m² 低体重，％TSF 80％，％AMA 72％がみられることから，
　認知症症状の影響による食欲不振や易疲労感の心理的要因による，エネルギー摂取量不足である。
　＃2　NI-3.1　水分摂取量不足
　水分充足率71％，口腔内軽度乾燥，ツルゴール軽度低下，水分摂取時の"むせ"がみられることから，
　水分摂取時の嚥下機能低下による，水分摂取量不足である。

栄養管理計画

目　標

【栄養治療計画（Rx）】
　食形態の確認および患者嗜好を取り入れ，摂取量増加をはかる。
　水分摂取方法を検討する（お茶ゼリー使用，食事時間以外のお茶ゼリー摂取の検討）。
【栄養教育計画（Ex）】
　脱水の危険性について介助者および家族へ理解させる。

栄養補給に関する事項

栄養補給量/日	栄養補給方法　☑ 経口　□ 経腸栄養　□ 静脈栄養
エネルギー　　　1,400　　kcal たんぱく質　　　　50　　g 水　　分　　　1,400　　mL その他の栄養素	嚥下調整食の必要性 □ なし　☑ あり（学会分類コード：嚥下調整食3） 食事内容　　　嚥下食3 留意事項　　食事時のお茶ゼリー使用 　　　　　　食事時間以外のお茶ゼリー使用（100mL×2回）

栄養食事相談に関する事項

入院時栄養食事指導の必要性　　□ なし　☑ あり（内容 嚥下食3（誤嚥・脱水予防）　実施予定日　　月　　日）
栄養食事相談の必要性　　　　　□ なし　☑ あり（内容 食事嗜好，食形態の把握　　実施予定日　　月　　日）
退院時の指導の必要性　　　　　□ なし　☑ あり（内容 食形態調整方法，脱水予防　実施予定日　　月　　日）
備考　食形態については，主治医・言語聴覚士に嚥下機能を確認し調整する。

その他栄養管理上で解決すべき課題に関する事項

　脱水の危険性および予防法について，介助者および家族へ指導する。

栄養状態の再評価の時期　実施予定日：　　　月　　日

退院時及び終了時の総合評価　【栄養状態の評価】　□良好　☑軽度栄養不良　□中等度栄養不良　□高度栄養不良

　NI-3.1 水分摂取量不足は改善したが，NI-1.2 エネルギー摂取量不足は経過観察中であり継続した
　管理を要する。

Ⅲ. 基本症例による栄養管理

概　　要

　「Ⅰ．臨床栄養管理総論」と「Ⅱ．臨床栄養管理の実際」においては，栄養状態を判定するためのプロセスと記録方法を学んだ。「Ⅲ．基本症例による栄養管理」では，基本症例で栄養管理プロセスを確認してから演習を行う。その際，症例を読んでどのような患者なのか一度全体像を把握した後，その患者を想定して考え方を学ぶ。ここでは「管理栄養士養成のための栄養学教育モデル・コア・カリキュラム」にある疾患と栄養管理の実践の学修を踏まえて，16疾患を取り上げる。「1．肥満症」では，症例の考え方について詳細に解説をした。それぞれ「症例1」で基本を学んだ後，「症例2」では実際に自ら考え，まとめてみよう。その際，次に示す到達度をルーブリックで確認することがステップアップの近道である。

到達度ルーブリック

	3： 良好な到達レベル	2： もう少し努力が必要	1： 努力が必要	到達度の 確認・振り返り
必要な情報収集	それぞれの症例に必要な情報を理解し，説明できる	情報の項目については理解しているが，各症例に必要な情報がわからない。	栄養管理計画作成に必要な情報がわからない。	Ⅱの「2.必要な情報の収集」を熟読し，Ⅲの症例1で確認する。
栄養評価 （栄養状態の評価）	それぞれの症例において収集した情報に基づいて栄養状態の評価ができ，説明できる。	栄養状態の評価指標については理解しているが，各症例における栄養状態の評価ができない。	収集した情報に基づく栄養状態の評価ができない。	Ⅱの「3.収集した情報に基づく栄養アセスメント」を熟読し，Ⅲの症例1で確認する。
栄養状態の判定 （根拠の説明）	それぞれの症例において栄養状態の判定ができ，根拠の説明ができる。	栄養状態の判定の方法は理解しているが，各症例における根拠の説明ができない。	栄養状態を判定することができない。	Ⅱの「4.栄養状態の判定（栄養診断）」を熟読し，Ⅲの症例1で確認する。
計画の作成 （栄養介入）	それぞれの症例において栄養管理計画を作成し，栄養補給法を説明できる。	栄養管理計画作成の項目は理解しているが，各症例における栄養管理計画の作成ができない。	栄養管理計画が作成できない。	Ⅱの「5.栄養介入」を熟読し，Ⅲの症例1で確認する。
モニタリング・評価	それぞれの症例においてモニタリング項目を提示し，再評価できる。	評価の方法は理解しているが，各症例におけるモニタリング項目の提示ができない。	再評価の方法が，わからない。	Ⅱの「6.栄養モニタリングと評価」を熟読し，Ⅲの症例1で確認する。
他専門職種との連携 （栄養ケアの調整）	それぞれの症例において他の専門職種との連携を説明できる。	連携する職種については理解しているが，各症例における栄養ケアの調整がわからない。	他の専門職種との連携方法がわからない。	Ⅱの「5.栄養介入」を熟読し，Ⅲの症例1で確認する。

1. 肥 満 症

症 例 1

38歳, 男性, システムエンジニア

主　訴

いびきがひどく, 日中の眠気が強い。

既 往 歴

15歳 虫垂炎
36歳 高血圧症（カルシウム拮抗薬, 利尿剤　内服）

現 病 歴

　中学3年の時, 部活を引退し受験勉強に専念する頃より体重が増加し始め, 中学卒業時に身長165 cm, 体重80 kgであった。高校では, 身長も伸びたがさらに体重は増加し102 kgとなった。19歳の時に大学の健康診断で肥満と正常高値血圧, 高中性脂肪血症を指摘され, 独自に低炭水化物ダイエットを実施して90 kgまで減量したが再び体重は増加し, 大学卒業時は110 kgであった。就職後は精神的ストレスから1年間で89 kgまで減少し, その後維持していたが27歳時に結婚を機に再び体重増加し120 kgとなる。最近はいびきがひどく, また日中の眠気も強い。

身 体 所 見

身長170 cm
体重112 kg［20歳時93 kg, 最高120 kg（30歳）, 最低89 kg（24歳）］
BMI 38.8 kg/m^2　　標準体重（IBW）63.6 kg　　腹囲112 cm　　血圧152/104 mmHg

体組成測定結果

体脂肪率42%　　脂肪量47 kg　　除脂肪量65 kg　　基礎代謝量1,540 kcal

検 査 所 見

空腹時血糖（FPG）	93	mg/dL	クレアチニン（Cr）	0.7	mg/dL
中性脂肪（TG）	180	mg/dL	AST	110	U/L
総コレステロール（TC）	198	mg/dL	ALT	168	U/L
HDL-C	38	mg/dL	γ-GTP（γ-GT）	83	U/L
LDL-C	124	mg/dL	HbA1c	6.0	%
総たんぱく（TP）	7.8	g/dL	尿検査：潜血	（−）	
アルブミン（Alb）	4.4	g/dL	ケトン体	（−）	
尿素窒素（BUN）	12	mg/dL	たんぱく	（＋）	
尿酸（UA）	7.2	mg/dL	糖	（−）	

生活および栄養・食事摂取状況

食事：朝食は米飯茶碗1杯と前日の夕食の残りと納豆を食べる。最近多忙で昼食や夕食はコンビニエンスストアや外食が多い。夕食を家で食べる時は, 妻が体調を気遣ってバランスのよい食事を心がけるが, 野菜嫌いで残すことが多く, 肉料理や揚げ物料理を好んで食べる。晩酌は帰宅後毎日ビール350 mLを1缶。時々, 焼酎の水割りを100 mL程度追加する。主食は晩酌後に大きめの茶碗1杯食べる。外で夕食を済ませた日は, 帰宅後ピーナッツなどをつまみにしてビールを飲んだらすぐに寝る。間食は, ほぼ毎日午前と午後の仕事の休憩時間にチョコレートなどをつまむ。空腹感が強い時は菓子パンなどを食べる。
1日のエネルギー・栄養素摂取量：（食事）2,400 kcal, たんぱく質95 g
　　　　　　　　　　　　　　　（アルコール）140〜300 kcal,（間食）250〜400 kcal
飲酒：ビール（350 mL）1缶, 焼酎100 mL
喫煙：なし
活動：運動習慣なし

●疾患の理解

BMI ≧ 25 kg/m² の肥満であって，耐糖能障害や脂質異常症，高血圧，心血管病などの肥満に起因ないしは関連する健康障害を合併している場合は，肥満症と診断され，医学的に減量が必要となる。また，健康障害を伴わない肥満であっても健康障害の発症リスクの高い内臓脂肪型肥満も医学的に減量が必要となる。内臓脂肪量の減少により肥満に伴う健康障害の改善が期待できる。

肥満症は生活習慣病発症に大きくかかわっているため，早期からの対策が必要となる。25 ≦ BMI < 35 kg/m² の肥満症では 3 ～ 6 か月で現体重の 3%以上の減量を目標に，BMI ≧ 35 kg/m² の高度肥満症では現体重の 5 ～ 10%の減量を目標に，食事療法と運動療法を行動療法と合わせて減量計画を立てる。摂取エネルギー量は肥満症の場合は 25 kcal/kg 標準体重 / 日以下を，高度肥満症の場合は 20 ～ 25 kcal/kg 標準体重 / 日以下を目安とする。

必要な情報の収集

①臨床診査（問診・身体観察）から

　主　訴：いびき，昼間の眠気

　既往歴：高血圧症（内服治療中）

　血圧 152/104 mmHg

②身体計測から

　身長 170 cm　　体重 112 kg　　BMI 38.8 kg/m²　　体脂肪率 42%　　IBW 63.6 kg

③臨床検査から

　TG 180 mg/dL　　HDL-C 38 mg/dL　　LDL-C 124 mg/dL　　UA 7.2 mg/dL

　AST 110 U/L　　ALT 168 U/L　　γ-GTP 83 U/L

　尿たんぱく（+）

④生活および栄養・食事摂取状況から

　食事：（食事）多忙で昼食や夕食はコンビニエンスストアで買ったものや外食が多い。野菜嫌いで残すことが多く，肉料理や揚げ物料理を好んで食べる。2,400 kcal，たんぱく質 95 g

　　　　（間食）チョコレート，菓子パン，ナッツ等で 250 ～ 400 kcal

　飲酒：帰宅後ビール 350 mL/日 + 焼酎 100 mL/時々。（アルコール量）140 ～ 300 kcal

　活動：運動習慣なし

⑤治療歴から

　カルシウム拮抗薬，利尿剤　内服

[症例の考え方]

●高血圧症の既往があり，薬物療法を行っている。

● BMI ≧ 35 kg/m² の肥満（3 度）の高度肥満および腹囲 112 cm と内臓脂肪型肥満であり，高血圧，血清脂質の異常，肝機能マーカーおよび尿酸高値などの肥満に起因ないしは関連する健康障害を合併していて，減量治療の必要な高度肥満症である。

●いびきと昼間の眠気を自覚しており，睡眠時無呼吸症候群や肥満低換気などによる睡眠障害の可能性が示唆される。

●必要エネルギー量 1,900 kcal に対して，食事だけでも 2,400 kcal のエネルギー摂取があり，さらにチョコレート，菓子パン，ナッツなどの間食・アルコールを摂取。運動習慣はなく，エネルギー摂取量が過剰の状態である。

●食事の用意は妻がしているが，昼食はコンビニエンスストアで買ったものや外食が多い。夕食も外食となる日がある。また，野菜嫌いで残すことが多く，肉料理や揚げ物料理を好んで食べていて，たんぱく質や脂質の摂取量も過剰の状態である。

表Ⅲ-1　栄養状態の判定に必要な情報

FH 食物・栄養に関連した履歴	1 日のエネルギー摂取量：2,400 kcal。昼食はコンビニエンスストアや外食が多い。夕食も外食となる日がある。野菜嫌い。肉料理や揚げ物料理を好む。 アルコール摂取量：20 ～ 40 mL/日 間食：チョコレート，菓子パン，ナッツ等で 250 ～ 400 kcal 運動習慣なし，炭水化物ダイエットの経験あり
AD 身体計測	BMI 38.8 kg/m²，体脂肪率 42%，腹囲 112 cm
BD 生化学データ，臨床検査と手順	TG 180 mg/dL，HDL-C 38 mg/dL，LDL-C 124 mg/dL，UA 7.2 mg/dL，AST 110 U/L，ALT 168 U/L，γ-GTP 83 U/L，尿たんぱく（＋）
PD 栄養に焦点を当てた身体所見	血圧 152/104 mmHg いびき，昼間の眠気
CH 個人履歴	高血圧症

1）収集した情報に基づく栄養アセスメント

　BMI 38.8 kg/m² と肥満（3 度）の高度肥満で，健康障害を来している「高度肥満症」の患者である。しかも運動習慣がなく，必要エネルギー量 1,900 kcal（IBW 63.6 kg × 30 kcal = 1,908 kcal）に対して，食事だけでも 2,400 kcal と，エネルギー摂取量が過剰である。さらに，間食・アルコール摂取の習慣がある。たんぱく質 70 g（1.1 g/kg IBW），脂質エネルギー比率 25% 未満（脂質 50 g）に対しても，ともに摂取量過剰であり，早急に改善が必要な状態である。

2）栄養状態の判定（栄養診断）

栄養診断コード：NI-2.2 経口摂取量過剰

　S：BMI 38.8 kg/m² 高値，体脂肪率 42% 高値，腹囲 112 cm 高値，血圧 152/104 mmHg 高値，TG 180 mg/dL 高値，HDL-C 38 mg/dL 低値，LDL-C 124 mg/dL 境界域，UA 7.2 mg/dL 高値がみられることから

　E：推定エネルギー必要量の理解不足を原因とする

　P：経口摂取量過剰である。

3）栄 養 介 入

① 栄養・食事計画とその実際（栄養・食物の提供）

標準体重域（$18.5 \leqq BMI < 25\ kg/m^2$）72 kg 未満を目標に減量計画を立てる。40 kg の減量が必要になるが長期目標（ゴール）とし，当初 6 か月間で 5 ～ 10% の減量，すなわち 1 か月ごとに 1 ～ 2 kg の減量目標として，時間をかけて目標達成できるように減量計画を立てる。3 食の各食事の栄養バランスを見直し，間食はやめ，アルコールは極力控え，飲む場合にはビール1 缶（350 mL）／日以下に心がける。

  ・エネルギー：1,600 kcal（IBW 63.6 kg × 25 kcal ＝ 1,590 kcal）

現在の摂取量より約 1,200 kcal／日少なく，約 5 kg／月の減量が期待できる。本人のストレスが大きい場合は，段階的に 1,600 kcal／日を目標に徐々に減らすのでもよい。

  ・たんぱく質：70 g（1.1 g/kg IBW）

  ・脂質エネルギー比率：25% 未満（脂質 40 g）

  ・食塩：6 g 未満

栄養食事療法により空腹等からくるストレスを軽減するため，嗜好を考慮しながら，野菜や海藻・きのこ・こんにゃく等を使用した料理や咀嚼回数が増えるような調理方法を取り入れる。

② 栄養教育・栄養カウンセリング

エネルギー必要量についての知識がなく，食欲に任せた摂取と，間食およびアルコール摂取の過多がみられるので，適正なエネルギーおよび栄養素摂取量についての教育が必要である。減量目標は最初から大きな目標を立てずに，時間をかけて達成できるような減量目標を立て，最終的に標準体重を目指す。問題行動の抽出やその解決（例えば，身の回りに菓子を置かない等）の支援が重要となる。減量効果とリバウンド防止のために認知行動療法を用い，行動変容を促す。

③ 他の専門職種との連携（栄養ケアの調整）

主治医，看護師，臨床心理士らと情報交換を行う。

  ・医師との連携：減量の評価，肥満関連疾患の評価，治療方針の確認

  ・看護師との連携：生活習慣の修正など

  ・臨床心理士との連携：認知行動療法の評価など

［栄養ケアの調整］

  食事療法の遵守度と，食事療法継続のモチベーションの維持，本人の満足度やストレスについて確認する。減量効果が低いと動機づけが薄れて継続が難しくなる。また，無理のある減量目標だとリバウンドを起こしやすかったり，体調不良に陥ったりするので注意する。短期目標の成功体験を重ね，自己効力感を得る。

4）栄養モニタリングと評価

以下の項目について定期的にモニタリングをし，再評価を行う。

［モニタリング項目］

  ①体重（BMI），体脂肪率，腹囲　　②睡眠状況

  ③ TG，HDL-C，LDL-C，UA，血圧，尿たんぱく

症 例 2

71 歳，女性，無職

主　訴

体が重く，階段を昇ったり降りたりする時に膝が痛くて手すりが必要。

既 往 歴

45 歳 脂質異常症（スタチン，フィブラート　内服）
52 歳 高血圧症（ACE 阻害剤　内服）

現 病 歴

　元来ぽっちゃりした体型であったが，出産を機に体重増加，25 歳と 28 歳の出産でその都度太り，減ることはなかった。60 歳代後半より腰痛と膝痛を自覚するようになった。最近はさらに体重が増え，階段昇降や椅子から立ち上がる際も困難である。45 歳より脂質異常症（Ⅱb 型），52 歳より高血圧症の内服を開始している。

身 体 所 見

身長 156 cm
体重 78 kg [20 歳時 56 kg，最高 78 kg（現在），最低 56 kg（20 歳）]
BMI 32.1 kg/m^2　　腹囲 98 cm　　血圧 138/85 mmHg

体組成測定結果

体脂肪率 43.2%　　脂肪量 33.7 kg　　除脂肪量 44.3 kg　　基礎代謝量 1,119 kcal

検 査 所 見

ヘモグロビン（Hb）	14.0	g/dL	クレアチニン（Cr）	0.7	mg/dL
ヘマトクリット（Ht）	39.8	%	AST	34	U/L
血糖値（PG）	108	mg/dL	ALT	47	U/L
中性脂肪（TG）	173	mg/dL	γ-GTP（γ-GT）	68	U/L
総コレステロール（TC）	216	mg/dL	尿検査：潜血	（−）	
HDL-C	50	mg/dL	ケトン体	（−）	
LDL-C	131	mg/dL	たんぱく	(2+)	
尿素窒素（BUN）	18	mg/dL	糖	（−）	
尿酸（UA）	6.6	mg/dL			

生活および栄養・食事摂取状況

食事：食事は同居している長男の嫁が用意するが，高校生の孫に合わせて量，品数が多く，揚げ物料理，肉料理が多い。朝食はパン食でジャムやバターを塗って食べ，おかずはハムエッグとブロッコリーなど。昼食は漬物と味噌汁などをおかずに簡単に済ませることが多い。毎日 3 時ごろ，緑茶と一緒にまんじゅうやどら焼きなどの茶菓子をとるのが日課。また，夕食前に空腹から干しいもや干し柿などの間食をする。夕食後はテレビを見ながらりんごやみかんなどの果物を食べる。
1 日のエネルギー・栄養素摂取量：（食事）1,680 kcal，たんぱく質 60 g，脂質 56 g，食塩 12 g
　　　　　　　　　　　　　　　（間食）560 kcal

飲酒：なし
喫煙：なし
活動：体重が増えてから，朝夕の散歩をやめた。

◎症例2の栄養管理計画を立案してみよう。

栄養状態の判定に必要な情報

FH 食物・栄養に関連した履歴	
AD 身体計測	
BD 生化学データ，臨床検査と手順	
PD 栄養に焦点を当てた身体所見	
CH 個人履歴	

1）収集した情報に基づく栄養状態の評価（栄養アセスメント）

2）栄養状態の判定（栄養診断）

栄養診断コード：

S：

E：

P：

3）栄 養 介 入

① 栄養・食事計画とその実際（栄養・食物の提供）

② 栄養教育・栄養カウンセリング

③ 他の専門職種との連携（栄養ケアの調整）

［栄養ケアの調整］

4）栄養モニタリングと評価

２．２型糖尿病

症 例 1

59歳，男性，会社員

主　訴

口渇，多飲，夜間多尿，全身倦怠感。

既 往 歴

50歳 高血圧（アンジオテンシンⅡ受容体拮抗薬　内服）
53歳 脂質異常症（スタチン　内服）
53歳 糖尿病（DPP-4阻害剤，ビグアナイド薬　内服）

現 病 歴

　高血糖，血糖のコントロール不良なので，血糖コントロールおよび糖尿病合併症精査目的で入院。
　40歳頃より体重が増加し，48歳時に最高78 kgとなり，検診で糖尿病を指摘されたが放置していた。53歳の時に体重減少と夜間多尿を覚え，近医を受診し経口血糖降下薬の内服治療開始。その後自己判断で内服を中止し治療中断していた。最近，口渇，多飲，夜間多尿，全身倦怠感により当院受診。
家族歴：父　高血圧，糖尿病，祖父　70歳時心筋梗塞

身 体 所 見

身長176 cm
体重74 kg［20歳時65 kg，最高78 kg（48歳），最低64 kg（25歳）］
BMI 23.9 kg/m^2　　標準体重（IBW）68.1 kg　　腹囲87.5 cm　　血圧142/95 mmHg

体組成測定結果

体脂肪率22.6%　　脂肪量16.7 kg　　除脂肪量57.3 kg　　基礎代謝量1,319 kcal

検 査 所 見

血糖値（PG）	248	mg/dL	AST	28	U/L
中性脂肪（TG）	255	mg/dL	ALT	63	U/L
総コレステロール（TC）	232	mg/dL	γ-GTP（γ-GT）	112	U/L
HDL-C	39	mg/dL	HbA1c	9.1	%
LDL-C	142	mg/dL	尿検査：尿ケトン体	（－）	
尿素窒素（BUN）	13.9	mg/dL	尿たんぱく	（－）	
尿酸（UA）	7.3	mg/dL	微量アルブミン尿*	20	mg/gCr
クレアチニン（Cr）	1.0	mg/dL	尿糖	（2+）	

生活および栄養・食事摂取状況

食事：起床時間が遅いため朝食欠食または通勤時にコンビニエンスストアで菓子パンなどを食べることが多い。昼食はコンビニエンスストアのカップラーメンとおにぎり。夕食は副食をつまみにビール（350 mL）2缶。副食は揚げ物が多い。野菜はあまり好きではなく，作ってあってもほとんど食べない。晩酌の後に茶碗1杯のご飯を納豆で食べる。就寝までにスナック菓子を食べることが多い。
1日のエネルギー・栄養素摂取量：（食事＋間食）2,480 kcal，たんぱく質69 g，脂質92 g，食塩13 g
　　　　　　　　　　　　　　　（アルコール）280 kcal
飲酒：毎日ビール（350 mL）2本，外で飲む時はビール大瓶1本の他に焼酎180 mL程飲む
喫煙：なし
活動：1か月に1度ゴルフ

＊　微量アルブミン尿：腎症診断基準で用いられる。腎症1期（前期腎症）微量アルブミン尿30 mg/gCr未満，腎症2期（早期腎症期）微量アルブミン尿30～300 mg/gCr，腎症3期（顕性腎症期）微量アルブミン尿300 mg/gCr以上である。また，腎症1～3期ではGFR（糸球体濾過量）またはeGFR（推算糸球体濾過量）は30 mL/分/1.73 m^{2}以上であり，腎症腎症4期（腎不全期）30 mL/分/1.73 m^{2}未満である。

●疾患の理解

　糖尿病は，インスリン分泌不足やインスリン抵抗性増大による慢性の高血糖状態を主徴とする。高血糖による典型的な症状には口渇，多飲，多尿，体重減少，易疲労感が，低血糖による典型的な症状には発汗，顔面蒼白，手指振戦，頻脈，動悸，眠気がある。高血糖状態を放置していると，長年の高血糖による血管病変が原因となる慢性合併症の発症の可能性が高まる。慢性合併症としては糖尿病網膜症，糖尿病性腎症，糖尿病神経障害や，心筋梗塞・脳血管障害などの動脈硬化性疾患，糖尿病足病変などがある。合併症が疑われる症状としては視力低下，足のしびれ感，歩行時の下肢痛，排便障害，足潰瘍などがある。

　これらの糖尿病合併症や動脈硬化症を予防するためには，食事療法，運動療法，薬物療法によって血糖，体重，血圧，血清脂質の良好なコントロール状態を維持することが重要となる。

必要な情報の収集

①臨床診査（問診・身体観察）から

　　主　訴：口渇，多飲，夜間多尿，全身倦怠感

　　既往歴：脂質異常症，高血圧症

　　家族歴：父　糖尿病，高血圧

　　　　　　　祖父　心筋梗塞

　　血圧 142/95 mmHg

②身体計測から

　　身長 176 cm　　体重 74 kg　　BMI 23.9 kg/m^2　　IBW 68.1 kg　　腹囲 87.5 cm

③臨床検査から

　　PG 248 mg/dL　　HbA1c 9.1%

　　AST 28 U/L　　ALT 63 U/L　　γ-GTP 112 U/L　　UA 7.3 mg/dL

　　TG 255 mg/dL　　TC 232 mg/dL　　HDL-C 39 mg/dL　　LDL-C 142 mg/dL

④生活および栄養・食事摂取状況から

　　食事：（食事＋間食）2,480 kcal，たんぱく質 69 g，脂質 92 g，食塩 13 g

　　　　　（アルコール）280 kcal

　　飲酒：習慣的な飲酒。ビール 700 mL/日

　　活動：1 か月に 1 度ゴルフ

⑤治療歴から

　　高血圧症（アンジオテンシンⅡ受容体拮抗薬　内服）

　　脂質異常症（スタチン　内服）

　　糖尿病（DPP-4 阻害剤，ビグアナイド薬　内服）

[症例の考え方]
　48歳で糖尿病を診断されたが放置し，53歳より内服治療を開始するが，自己中断する。最近，口渇，多飲，夜間多尿の糖尿病の典型的な自覚症状と，血液生化学検査から血糖コントロールの不良による糖尿病の悪化が認められる。また，微量アルブミン尿は 30 mg/gCr 未満であり，腎機能は正常（前期腎症）である。合併症予防のために血糖コントロール目標は HbA1c　7.0％ 未満とする。

表Ⅲ-2　栄養状態の判定に必要な情報

FH 食物・栄養に関連した履歴	1日のエネルギー摂取量：2,480 kcal（間食 400〜800 kcal）。朝食欠食，昼食インスタント食品，アルコール摂取量：35〜70 mL/日
AD 身体計測	BMI 23.9 kg/m², 腹囲 87.5 cm, 体脂肪率 22.6%
BD 生化学データ，臨床検査と手順	PG 248 mg/dL, TG 255 mg/dL, HDL-C 39 mg/dL, LDL-C 142 mg/dL, UA 7.3 mg/dL, AST 28 U/L, ALT 63 U/L（ALT優位かつ AST/ALT < 0.87），γ-GTP 112 U/L, HbA1c 9.1%
PD 栄養に焦点を当てた身体所見	血圧 142/95 mmHg 口渇，多飲，多尿，全身倦怠感
CH 個人履歴	本人に高血圧症，脂質異常症の既往歴，父に糖尿病・高血圧，祖父に心筋梗塞の家族歴あり

1）収集した情報に基づく栄養アセスメント

　朝食を欠食した場合の昼食後の過血糖，菓子パンやインスタント食品の食事の代用による食後高血糖，夕食内容の脂質過多と野菜不足，間食およびアルコールの過剰摂取による食後高血糖および高血糖の遷延が推察される。

2）栄養状態の判定（栄養診断）

　栄養診断コード：NI-5.8.2 炭水化物摂取量過剰

　S：PG 248 mg/dL 高値，TG 255 mg/dL 高値，HbA1c 9.1%高値がみられることから

　E：糖尿病の栄養食事療法の理解不足を原因とする

　P：炭水化物摂取量過剰である。

3）栄 養 介 入

① 栄養・食事計画とその実際（栄養・食物の提供）

　減量の必要はないが，エネルギー量は軽労作 25〜30 kcal/kg（IBW），たんぱく質 1.0〜1.2 g/kg（IBW），脂質エネルギー比率 25％以下とする。高血圧症の既往があるので食塩は 6 g 未満とする。

　　・エネルギー：1,900 kcal（IBW 68.1 kg × 27.5 kcal = 1,872 kcal）

　　・たんぱく質：70 g（1.05 g/kg IBW）

　　・脂質エネルギー比率：25％以下（脂質 50 g）

　　・食塩：6 g 未満

　　・単位配分 24 単位：（表1）13 単位，（表2）1 単位，（表3）5 単位，（表4）1.5 単位，
　　　　　　　　　　　　（表5）2 単位，（表6）1 単位，（調味料）0.5 単位

② 栄養教育・栄養カウンセリング

治療中断など病識不足のため，糖尿病に関する知識と栄養食事療法について，「糖尿病食事療法のための食品交換表」を用いた教育が必要である。朝食欠食の改善，3食の適切な配分，野菜不足の解消，間食習慣の是正，禁酒（節酒）などの食生活の修正が必要である。

③ 他の専門職種との連携（栄養ケアの調整）

主治医，看護師らと情報交換を行う。

- ・医師との連携：血糖コントロール，治療方針について
- ・看護師との連携：退院に向けた支援

［栄養ケアの調整］

生活習慣の修正や禁酒，運動不足の解消が血糖コントロールに効果が大きいことをフィードバックし，患者の満足度やストレスについて確認する。食事療法の継続が可能かどうかと，血糖コントロールについて評価する。

4）栄養モニタリングと評価

以下の項目について定期的にモニタリングをし，再評価を行う。

［モニタリング項目］

- ①空腹時血糖値
- ② HbA1c
- ③体重，BMI
- ④食事摂取状況

症例 2

45歳，女性，パート勤務

主　訴

自覚症状は特にないが，食後の口渇がある。

既　往　歴

25歳，28歳，32歳で出産。
妊娠中に GDM*1（妊娠糖尿病）を指摘され，食事療法を実施していた。産後，GDM は改善した。

現　病　歴

　元来，健康で病気をしたことはないが，42歳頃より体重増加が著しく1年で3kg ずつ増加し，現在までに9kg 増加した。人間ドックで空腹時血糖値 110 mg/dL であったが，HbA1c 6.8% で糖尿病型を指摘され再検査となった。また，腹部エコー検査で脂肪肝の可能性を指摘されるが，診断は受けていない。
　父親は高血圧，糖尿病で脳梗塞の既往がある。母親は肥満である。

身 体 所 見

身長 162 cm
体重 60 kg［20歳時 50 kg，最高 60 kg（現在），最低 45 kg（33歳）］
BMI 22.9 kg/m²

体組成測定結果

体脂肪率 33%　　脂肪量 20 kg　　除脂肪量 40 kg　　基礎代謝量 1,180 kcal

検 査 所 見

中性脂肪（TG）	180	mg/dL	75 gOGTT血糖値*2：（負荷前）	102	mg/dL
総コレステロール（TC）	210	mg/dL	（30分）	145	mg/dL
HDL-C	42	mg/dL	（60分）	160	mg/dL
LDL-C	132	mg/dL	（120分）	210	mg/dL
AST	32	U/L	HOMA-IR*3	2.5	
ALT	48	U/L	インスリン分泌指数*4	0.4	
γ-GTP（γ-GT）	20	U/L	HbA1c	7.0	%

生活および栄養・食事摂取状況

食事：朝食は家事などで多忙のため家でとらず，パート出勤時に車中で運転中におにぎり1つのみ。昼食はコンビニエンスストアなどでサンドイッチと野菜ジュースなど。夕食は家族の食事を用意するが，仕事帰りで忙しく，スーパーで揚げ物などの惣菜やカレーなどの1品料理が多く，野菜料理はない。夕食の準備前に空腹のため，菓子パンやスナック菓子を食べることがある。夕食後も就寝までに便秘がちのためヨーグルトなどの間食がある。
1日のエネルギー・栄養素摂取量：（食事＋間食）1,700 kcal，たんぱく質 60 g，脂質 65 g（エネルギー比 34%），食塩 12 g，食物繊維 10 g

飲酒：機会飲酒
喫煙：なし
活動：若いころよりママさんバレーをしていたが，40歳頃よりほとんど運動の機会なし

＊1　GDM：妊娠糖尿病。妊娠中にはじめて発見または発症した糖尿病に至っていない糖代謝異常。ただし臨床診断において糖尿病と診断されたものは除外する。
＊2　75 g OGTT：糖負荷試験。75 g ブドウ糖を負荷し，血糖2時間値が 200 mg/dL を超えた場合，糖尿病型と診断される。
＊3　HOMA-IR：インスリン抵抗性の指標。この値が 1.6 以下の場合は正常。2.5 以上の場合にインスリン抵抗性があると考えられる。
＊4　インスリン分泌指数：糖尿病患者ではこの値が 0.4 以下となり，境界型でも 0.4 以下の場合は糖尿病への進展率が高い。

◎症例2の栄養管理計画を立案してみよう。

栄養状態の判定に必要な情報

FH 食物・栄養に関連した履歴	
AD 身体計測	
BD 生化学データ，臨床検査と手順	
PD 栄養に焦点を当てた身体所見	
CH 個人履歴	

1）収集した情報に基づく栄養状態の評価（栄養アセスメント）

2）栄養状態の判定（栄養診断）

栄養診断コード：

S：

E：

P：

3）栄 養 介 入

① 栄養・食事計画とその実際（栄養・食物の提供）

② 栄養教育・栄養カウンセリング

③ 他の専門職種との連携（栄養ケアの調整）

［栄養ケアの調整］

4）栄養モニタリングと評価

3. 脂質異常症

症 例 1

45 歳，男性，芸能プロダクション勤務

主　訴

　2年前より会社の健康診断において軽度なコレステロール（TC）の上昇を近医に指摘されていたが，特別な自覚症状もなく放置していた。その後，中性脂肪（TG）の上昇が指摘され，受診となった。

既 往 歴

36 歳 一過性脳虚血発作（アスピリン，シロスタゾール　内服）
41 歳 不安定狭心症（カルシウム拮抗薬　内服）

現 病 歴

　本年の健診で，総コレステロール値（TC 264 mg/dL），中性脂肪値（TG 622 mg/dL）共に高値であったため，近医からの紹介により外来受診し入院となった。旅行（海外渡航歴あり）を趣味とし2週間の海外渡航で体重が6kg増加したこともある。父親が糖尿病であり，自分もいつか発症するのではないかとの不安はあったが，体重 90.6 kg にもかかわらず口渇，多飲，多尿などの症状はみられなかった。芸能プロダクション勤務の関係で，深夜に及ぶ打ち合わせや接客による飲酒の機会も多い。飲酒後は，締めの豚骨ラーメンを替え玉付きで欠かさず食べる。

身 体 所 見

身長 174 cm　　体重 92.8 kg [20 歳時 63 kg，最高：現在]　　ウエスト 105.9 cm
通常時体重（UBW）90.5 kg　　BMI 30.7 kg/m^2　　脈拍 58/分整　　体温 36.7℃

社会歴・家族歴・アレルギー等

社会歴：独身
家族歴：母親は高コレステロール血症にて加療中。父親は糖尿病，高血圧症にて教育入院中
アレルギー：食べ物（−），薬（＋）：ピリン系

検 査 所 見

ヘモグロビン（Hb）	15.4	g/dL	アルブミン（Alb）	4.6	g/dL
中性脂肪（TG）	686	mg/dL	AST	38	U/L
総コレステロール（TC）	381	mg/dL	ALT	63	U/L
HDL-C	29	mg/dL	γ-GTP（γ-GT）	291	U/L
総たんぱく（TP）	7.6	g/dL	C反応性たんぱく（CRP）	0.05	mg/dL

生活および栄養・食事摂取状況

食事：学生の頃より，1日2食で生活してきた。自宅（アパート）には寝るために帰る程度で，冷蔵庫もなくほぼ毎日外食に依存している。通勤途上のコンビニエンスストアで菓子パン（あんパン 320 kcal, メロンパン 290 kcal）とコーラ（450 kcal/500 mL）を購入し，職場で食べている。また，ロケ先で勤務する時は，配布される弁当（約 700 kcal）をもらうが足りないので，スナック系菓子（340 kcal/袋）を別途持参する。夕食も，打ち合わせをしながら居酒屋で済ませてしまうことが多い。周囲は心配するが，ジャーマンポテトと特製ジャンボ・メンチカツは好物の一品のため必ず食べる。
1日のエネルギー・栄養素摂取量：（食事）2,960 kcal，たんぱく質 85 g（エネルギー比 11.5％），脂質 95 g（エネルギー比 28.9％）
飲酒：ビール 1,000 mL（約 400 kcal），日本酒およそ2合（約 400 kcal）
喫煙：40 本/日× 24 年間
活動：芸能事務所までの移動は，自宅からタクシーを利用。学生時代はサッカー部に所属していたが，現在は運動習慣なし。

●疾患の理解

　脂質異常症の治療意義は，動脈硬化性疾患（心筋梗塞・脳梗塞など）の予防と同疾患の再発防止にあるが，動脈硬化性疾患は脂質異常症のみで発症するのではなく，①もとになる病気がある場合（糖尿病，肝臓病など），②遺伝的背景がある場合（家族性高コレステロール血症など），③食生活や生活習慣が原因の場合（過食，喫煙など）なども発症原因となる。また，動脈硬化に最も関連する LDL コレステロール，トリグリセライド，HDL コレステロールの値が重要であるが，脂質異常症の病態はリポたんぱくの増加状態により分類されている。

必要な情報の収集

　①臨床診査（問診・身体観察）から

　　特別な自覚症状なし

　　既往歴：一過性脳虚血発作，不安定狭心症

　②身体計測から

　　身長 174 cm　　　体重 92.8 kg　　　ウエスト 105.9 cm　　　BMI 30.7 kg/m²

　③臨床検査から

　　TG 686 mg/dL　　　TC 381 mg/dL　　　HDL-C 29 mg/dL　　　AST 38 U/L

　　ALT 63 U/L　　　γ-GTP 291 U/L

　④生活および栄養・食事摂取状況から

　　食事：2,960 kcal，たんぱく質 85 g（エネルギー比 11.5%）

　　飲酒：ビール 1,000 mL（約 400 kcal），日本酒およそ 2 合（約 400 kcal）

　　活動：運動習慣なし

表Ⅲ-3　栄養状態の判定に必要な情報

FH 食物・栄養に関連した履歴	摂取量過多：脂質エネルギー比 28.9% アルコール摂取量：800 kcal/日 + α 1 日のエネルギー・栄養素摂取量：2,960 kcal，たんぱく質 85 g
AD 身体計測	BMI 30.7 kg/m²
BD 生化学データ，臨床検査と手順	TG 686 mg/dL，TC 381 mg/dL，HDL-C 29 mg/dL，AST 38 U/L，ALT 63 U/L，γ-GTP 291 U/L
PD 栄養に焦点を当てた身体所見	ウエスト周囲の脂肪過多
CH 個人履歴	既往歴は，本人：一過性脳虚血発作，不安定狭心症，母：高コレステロール血症，父：糖尿病，高血圧症

1）収集した情報に基づく栄養アセスメント

　現在の体重（92.8 kg）評価は BMI（30.7 kg/m²），肥満度（39.3%）共に肥満の評価である。肥満要因としては，1 日の必要エネルギー量（約 1,700 kcal）に対して，アルコールを含む摂取量が 2,960 kcal と過剰となっていることが考えられる。また，タクシーを利用した通勤手段は，運動不足を助長しており，消費エネルギー量の減少にも影響している。

2）栄養状態の判定（栄養診断）

栄養診断コード：NB-1.3 食事・ライフスタイル改善への心理的準備不足

S：アルコール飲料摂取 800 kcal 過剰，TG 686 mg/dL 高値，TC 381 mg/dL 高値，AST 38 U/L 高値，ALT 63 U/L 高値，γ-GTP 291 U/L 高値，BMI 30.7 kg/m^2 高値がみられることから

E：食生活改善への否定的な態度を原因とする

P：食事・ライフスタイル改善への心理的準備不足である。

3）栄 養 介 入

① 栄養・食事計画とその実際（栄養・食物の提供）

適正な総摂取エネルギー量の確保は動脈硬化性疾患予防のために有効であるが，摂取エネルギーが過剰となれば肝臓でのコレステロール合成が亢進するので，特に注意が必要である。

- ・エネルギー：25 ～ 30 kcal/IBW（kg）/日
- ・たんぱく質：総摂取エネルギー量の 15 ～ 20%（牛・豚・鶏肉より魚や大豆製品を多く利用する）
- ・脂質：総摂取エネルギー量の 20 ～ 25%〔n-3 系多価不飽和脂肪酸を含むえごま油，なたね油，青背魚（さば・いわしなど）を積極的に利用する〕
- ・食物繊維：25 g 以上の摂取
- ・食塩：6 g/日未満

② 栄養教育・栄養カウンセリング

脂質異常症の病態に関する治療の必要性，および治療目標値などの設定についての説明を実施する。また，現在の食事摂取量および食習慣の背景を踏まえ，食環境整備の支援，情報提供を行う。肥満であるが，極端な減量は行わず，体重の 5% 程度の減量から進める。

③ 他の専門職種との連携（栄養ケアの調整）

主治医（内科医師），看護師，臨床心理士らと情報交換を行う。

- ・医師との連携：動脈硬化性血管障害の予防を見据えた，脂質異常症以外の冠動脈疾患の危険因子も評価（糖尿病等併存疾患，肥満，運動不足，ストレスなど）
- ・看護師との連携：食事摂取状況と家族などからの持ち込み，家族の様子
- ・臨床心理士との連携：栄養食事療法によるストレスの軽減

［栄養ケアの調整］

栄養食事療法の効果および判定は，概ね 2 か月後に評価するが，飲酒者や喫煙者においては，アルコール摂取量の制限や禁煙をすすめるが，依存性がきわめて強く指導効果が低い。粘り強くかかわることが肝要である。

食事療法の継続的実施においては，患者自身の治療に対する理解と食習慣の行動変容が肝となるが，経過中は指導者による精神的ケアも重要である。

4）栄養モニタリングと評価

以下の項目について定期的にモニタリングを実施するとともに，再評価を行う。

［モニタリング項目］

①食事摂取量　②アルコール摂取量　③TG，TC，AST，ALT，γ-GTP　④BMI

症例 2

37 歳，男性，商社勤務（課長代理）

主　訴

　31 歳の春，会社の健康診断において，軽度の HDL-C 低値（35 mg/dL）を指摘されていたが，自覚症状もなくしばらく放置していた。

既 往 歴

32 歳 急性膵炎（入院加療）（たんぱく分解酵素阻害薬　内服）

現 病 歴

　33 歳時から高コレステロール血症および高中性脂肪血症を指摘されていた。今回，職場の健康診断で再度，コレステロールの高値ならびに尿酸値の上昇を指摘され紹介受診となった。
　職業柄，海外への出張の機会が多く，1 回の出張期間は約 4 か月程度であり，主にヨーロッパ諸国へ渡航している。美食家でもあるため，海外では逸品料理にワインの組み合わせは欠かせない（デザートの菓子も必ず食べる）。現在，独身であるため，昼食は同僚と共に会社周辺の食堂を利用するが，特盛り牛丼やこってり系ラーメンを好む傾向にある。夕食は，商談を絡めた宴席が多く，1 週間に 5 回のペースで外食となっている。

身 体 所 見

身長 175 cm　　体重 88.2 kg［20 歳時 60 kg，最高：現在］　　ウエスト 98.1 cm
UBW 77.5 kg　　BMI 28.8 kg/m^2

社会歴・家族歴・アレルギー等

社会歴：独身
家族歴：母親は糖尿病　父親は狭心症，高血圧症
アレルギー：食べ物（−），薬（−）

検 査 所 見

ヘモグロビン（Hb）	16.2	g/dL	アルブミン（Alb）	4.5	g/dL
中性脂肪（TG）	1,755	mg/dL	AST	35	U/L
総コレステロール（TC）	421	mg/dL	ALT	76	U/L
HDL-C	22	mg/dL	γ-GTP（γ-GT）	279	U/L
総たんぱく（TP）	8.7	g/dL	C 反応性たんぱく（CRP）	0.02	mg/dL

心筋シンチグラフィー*：下壁に虚血性変化の疑いあり，心臓カテーテル検査にて有意狭窄認められず。

生活および栄養・食事摂取状況

食事：食事は 3 食とるが，夕食の時間帯が不規則となっている。また，1 週間を通して，野菜の摂取量が極端に少なく，ビタミン・ミネラルの必要量が不足している可能性が高い。昼食時の特盛り牛丼・こってり系ラーメンの推定エネルギーは，共に 1,000 kcal を超えていた（特盛り牛丼：1,320 kcal，こってり系ラーメン：1,100 kcal）。宴席では，満腹になるまで食べないと気が済まない。焼肉・天ぷら料理コースなど，すべてデザート付きで残さず完食し，きわめて早食いである（ほとんど噛まずに飲み込む）。上司から，脂を控えるように言われ，揚げ物は控えたが，嗜好品（洋菓子・アルコール）のことには触れていなかったので，食べても（飲んでも）よいと思っていた。
1 日のエネルギー・栄養素摂取量：（食事）3,800 kcal，たんぱく質 120 g（エネルギー比 12.6%），
　　　　　　　　　　　　　　　　脂質 110 g（エネルギー比 26.1%）
飲酒：ビール 500 mL（約 200 kcal），日本酒およそ 2 合（約 400 kcal），焼酎（梅割り）3 杯（280 kcal）
喫煙：50 本 /日× 15 年間
活動：以前は，運動不足解消のためスポーツジムに通っていたが，課長代理の役付きとなった時点で時間的に余裕がなくなった。社内の移動は，エレベータを利用する。

＊　心筋シンチグラフィー：静脈に放射性同位元素を注射することによって，放出される放射線を撮影し，放射線量をコンピュータ処理した後画像にして，心筋の血流やエネルギー代謝などをイメージングする検査手法のことである。

◎症例2の栄養管理計画を立案してみよう。

栄養状態の判定に必要な情報

FH 食物・栄養に関連した履歴	
AD 身体計測	
BD 生化学データ，臨床検査と手順	
PD 栄養に焦点を当てた身体所見	
CH 個人履歴	

1）収集した情報に基づく栄養状態の評価（栄養アセスメント）

2）栄養状態の判定（栄養診断）

栄養診断コード：

S：

E：

P：

3）栄 養 介 入

① 栄養・食事計画とその実際（栄養・食物の提供）

② 栄養教育・栄養カウンセリング

③ 他の専門職種との連携（栄養ケアの調整）

［栄養ケアの調整］

4）栄養モニタリングと評価

4．炎症性腸疾患（クローン病：CD，潰瘍性大腸炎：UC）

症 例 1

55歳，女性，老舗呉服問屋女将

主　訴

腹痛・下痢・発熱で食事もとれず，歩くのも困難。

既 往 歴

41歳 胆石
52歳 高血圧症
53歳 癒着性イレウス

現 病 歴

クローン病にて，今までにも何度か入院したことがある。今回は，下腹部全体の痛みと頻回の下痢・発熱がみられ食事もとれず，ついには，歩行困難となったため，緊急入院となった。入院後は，禁食・補液にて腸管の安静を図り，鎮痛剤内服も0-1回/日に減量となり，症状が軽減したため食事が開始となった。

身 体 所 見

身長158cm　　体重47.7kg　[20歳時46kg，最高56kg（49歳），最低20歳代]
通常時体重（UBW）52.5kg [3か月前より減少]　　BMI 19.1 kg/m²
血圧 147/93mmHg　　体温38.5℃
腹部：平坦 軟，グル音*軽度低下，左下腹部を中心とするびまん性圧痛あり
水様下痢頻回（多い時は10回/日）

生活歴・アレルギー等

生活歴：独居，息子夫婦は敷地内で独立
アレルギー　薬剤：免疫抑制剤，食物：さば

検 査 所 見

赤血球数（RBC）	280万	/μL	空腹時血糖（FPG）	98	mg/dL
ヘモグロビン（Hb）	8.6	g/dL	アルブミン（Alb）	2.9	g/dL
白血球数（WBC）	4,280	/μL	総ビリルビン（T-Bil）	0.5	mg/dL
血小板数（Plt）	18.2万	/μL	C反応性たんぱく（CRP）	2.78	mg/dL

生活および栄養・食事摂取状況

食事：入院前まで，自分なりに気をつけなければいけない食品は食べないようにしていた。経腸栄養剤は面倒なこともあってずっと中止していた。
　　　入院後の今は，主食は五分粥の低残渣食を7割程度摂取。成分栄養剤（300 kcal）を朝・夕に併用している。
1日のエネルギー・栄養素摂取量：成分栄養剤を含み1,600 kcal，たんぱく質60～65g，脂質30g程度

飲酒：なし
喫煙：なし
活動：運動習慣なし

＊　グル音：腸の蠕動音（グルグル，ゴロゴロ）のことをグル音と呼び，食物が消化管の中を動く際，蠕動は大切な機能であるので異常ではない。ただし，消化管（食道～肛門）に痛みを伴う場合は，早急に診察を受ける必要がある。

●疾患の理解

　クローン病（Crohn's disease：CD）の原因は，はっきりとわかっていない。病因として考えられていることは，細菌やウイルス感染，食事による抗原，食事因子による腸内細菌叢の変化などがあるが，近年，遺伝子の異常が関連することが明らかになった。クローン病の特徴的所見として，①非連続病変，②敷石像，③全層病変，④肛門病変，⑤類上皮肉芽腫の存在，⑥穿孔，裂孔の存在の6項目があげられる。

　クローン病の治療法には，①初診・診断時および急性増悪期の治療，②再燃・再発に対する治療，③寛解維持療法および術後の再燃・再発予防の3つに分けることができる。栄養療法の分類は，①経口栄養補給法，②経腸栄養補給法，③経静脈栄養補給法の3つに分類され，腸の状態やエネルギーを確保する量によっても中心静脈栄養法（TPN）または，末梢静脈栄養法（PPN）などオーダー内容が変わってくる。クローン病は，寛解と再燃を繰り返す炎症性腸疾患であるため，腸管の使用が可能であっても病態に合わせて低脂肪低残渣の食事と，成分栄養剤などの経腸栄養剤の摂取比率を調整する（スライド方式）。

必要な情報の収集

①臨床診査（問診・身体観察）から

　食事もとれないほどの腹痛・下痢・発熱，歩行困難。血圧 147/93 mmHg，体温 38.5℃

　クローン病で何度か入院歴あり。胆石，高血圧症，癒着性イレウスの既往あり

　グル音軽度低下，左下腹部を中心とするびまん性圧痛，水様下痢頻回

②身体計測から

　身長 158 cm

　体重 47.7 kg　　BMI 19.1 kg/m^2　　体重減少率 9.1%/3か月

　UBW 52.5 kg　　%UBW 91%　　IBW 54.9 kg　　%IBW 87%

③臨床検査から

　RBC 280万/μL　　Hb 8.6 g/dL　　Alb 2.9 g/dL　　CRP 2.78 mg/dL

④生活および栄養・食事摂取状況から

　独居。免疫抑制剤，さばのアレルギーあり。飲酒および喫煙なし

　自分なりに気をつけなければいけない食品は食べないようにしていたが，経腸栄養剤は面倒で中止していた

　現在は，低残渣食を7割程度と成分栄養剤を併用して 1,600 kcal，たんぱく質 60～65 g，脂質 30 g 程度を摂取できている

表Ⅲ-4　栄養状態の判定に必要な情報

FH 食物・栄養に関連した履歴	1日のエネルギー・栄養素摂取量：1,600 kcal，たんぱく質60 ～ 65 g，脂質 30 g程度（現在，低残渣食を7割程度と成分栄養剤を併用） 免疫抑制剤，さばのアレルギーあり。自宅では，食事は自分なりに注意していたが，経腸栄養剤は中止していた。
AD 身体計測	BMI 19.1 kg/m², 体重減少率 9.1%/3か月
BD 生化学データ，臨床検査と手順	RBC 280万/μL，Hb 8.6 g/dL，Alb 2.9 g/dL，CRP 2.78 mg/dL
PD 栄養に焦点を当てた身体所見	血圧 147/93 mmHg，体温 38.5℃ 水様下痢頻回（多い時は10回/日）
CH 個人履歴	独居。 クローン病の入院歴，胆石，高血圧症，癒着性イレウスの既往あり。

1）収集した情報に基づく栄養アセスメント

　現在，低残渣食を70％摂取。成分栄養剤2包を合わせても，必要推定エネルギー量1,900 kcal（35 ～ 40 kcal/IBWkg/日）の83％の充足率である。たんぱく質は，推定必要量90 g（1.5 g/IBWkg/日）に対して摂取量は60 ～ 65 gとまだ不足の状況である。今回の入院前も腹痛・下痢・発熱などにより十分な食事摂取ができていなかった。また，食事性の抗原による再燃を予防する観点からは食事から摂取するたんぱく質量は40 g（0.6 ～ 0.8 g/IBWkg/日）程度とし，不足分を経腸栄養剤で補うことが望ましいが，自宅では面倒で中止していた。3か月で9.1％もの体重減少もあり，AlbおよびHbが低値なことから低栄養状態と推測される。

2）栄養状態の判定（栄養診断）

　　栄養診断コード：NI-5.3 たんぱく質・エネルギー摂取量不足

　S：Hb 8.6 g/dL低値，Alb 2.9 g/dL低値，腹痛・下痢，体重減少率 9.1%/3か月の体重減少がみられることから

　E：病態に合った栄養食事摂取方法に関する知識不足を原因とする

　P：たんぱく質・エネルギー摂取量不足である。

3）栄 養 介 入

① 栄養・食事計画とその実際（栄養・食物の提供）

活動期から寛解導入時の栄養食事療法は以下の通りとする。

　　・エネルギー：1,900 kcal

　　・たんぱく質：90 g（うち，食事からは40 g程度）

　　・脂質：30 g以下

　　・ビタミン・ミネラル：日本人の食事摂取基準に準ずる。

　低脂肪低残渣食とし，動物性のたんぱく質や脂肪（特にn-6系多価不飽和脂肪酸）の過剰摂取に注意が必要となる。精白米など炭水化物をエネルギー源とする。油脂はしそ油やえごま油を少量用いる。経腸栄養剤や微量栄養素飲料を用いてエネルギーや栄養素が不足しないようにする。

② 栄養教育・栄養カウンセリング

　クローン病は寛解と再燃をくりかえすこと，食事のみで必要エネルギーを確保すると再燃の

リスクが高いこと，経腸栄養剤や微量栄養素飲料の利用が望ましいことなどを認識させる。

　栄養食事指導のポイントは，寛解期を維持しながら QOL を向上させることにあり，患者の生活環境や精神状態の変化にも気遣う必要がある。

③ 他の専門職種との連携（栄養ケアの調整）

主治医（消化器内科医師），看護師，薬剤師らと情報交換を行う。

・医師との連携：IOIBD スコア（クローン病臨床的重症度評価法）による評価から，寛解期からの栄養補給法

・看護師との連携：体重測定結果から，%IBW，%UBW，体重減少率などの評価や，ストレスの様子，在宅における経腸栄養に関する手技等の教育

・薬剤師との連携：炎症性腸疾患治療薬による副作用（嘔気，下痢，血便等消化器症状）状況

［栄養ケアの調整］

　自覚症状の有無やその程度によって，患者の治療に対する姿勢に影響が及び，治療の中断を余儀なくされることもある。食事および経腸栄養剤の摂取状況とストレスの状況について評価し，必要に応じて柔軟に対応する。

4）栄養モニタリングと評価

以下の項目について定期的にモニタリングをし，再評価を行う。

［モニタリング項目］

① Hb，Alb，CRP

②下痢・腹痛等の腹部症状

③体重変化率，BMI

④エネルギー・栄養素摂取状況

症例 2

30 歳，女性，保険外交員

主　　訴

下痢，下腹部痛

既 往 歴

特になし

現 病 歴

　昨年から今年にかけて，仕事が忙しく大変な年だった。3 か月前頃から，下痢症状が出現しており，気にはなっていたが放置していた。その後，徐々に食事摂取に対する不安感が強くなり，潰瘍性大腸炎の疑いがあり，入院となった。トイレに行く回数が増え，血便もみられたことから受診した。

身 体 所 見

身長 156 cm　　体重 45.5 kg [20 歳時 48.5 kg，最高 51 kg]　　BMI 18.7 kg/m²
2 か月前より 3 kg 体重減少あり
体温 37.3℃　　脈拍 98 回/分　　腹部に軽度圧痛あり

体組成測定結果

体脂肪率 22%　　脂肪量 10 kg　　除脂肪量 35.5 kg
基礎代謝量 942 kcal

検 査 所 見

| ヘモグロビン（Hb） | 12.8 | g/dL | アルブミン（Alb） | 3.6 | g/dL |
| 白血球数（WBC） | 5,500 | /μL | C反応性たんぱく（CRP） | 0.35 | mg/dL |

生活および栄養・食事摂取状況

食事：2 ～ 3 か月前より仕事が忙しく，昼食は落ち着いて食事ができないため，ファストフード店でハンバーガーとミルクを摂取し，営業先へ向かう習慣が続いている。乳製品を飲むと，お腹の調子が悪くなることが多いが，カルシウム補給によいと会社の同僚に勧められ，がまんして飲んでいる。朝は時間がないため，コーヒーと菓子パンを短時間で食べて会社へ出かける。夕食は自宅に帰り，ゆっくりと食事をとる。自宅では，テレビを見ながら炭酸飲料とクッキーを食べるのが楽しみであったが，下痢（1 日 5 回程度）をするようになってからは，少量にしている。最近，どのような食品を食べたらよいのか悩んでいた。
1 日のエネルギー・栄養素摂取量：（食事）1,320 kcal，たんぱく質 40 g，脂質 64 g
　　　　　　　　　　　　　　　水分 1,400 mL

飲酒：なし
喫煙：25 歳から喫煙歴あり（5 本/日）。
活動：運動習慣なし

●疾患の理解

　潰瘍性大腸炎（ulcerative colitis：UC）

　病状の安定には薬物療法を主にした内科的治療法とともに，食事や生活面の指導が必要である。

◎症例２の栄養管理計画を立案してみよう。

栄養状態の判定に必要な情報

FH 食物・栄養に関連した履歴	
AD 身体計測	
BD 生化学データ，臨床検査と手順	
PD 栄養に焦点を当てた身体所見	
CH 個人履歴	

1）収集した情報に基づく栄養状態の評価（栄養アセスメント）

2）栄養状態の判定（栄養診断）

栄養診断コード：

S：

E：

P：

3）栄　養　介　入

① 栄養・食事計画とその実際（栄養・食物の提供）

② 栄養教育・栄養カウンセリング

③ 他の専門職種との連携（栄養ケアの調整）

［栄養ケアの調整］

4）栄養モニタリングと評価

5. 肝 硬 変

症例 1

59歳, 女性, 会社事務員（パート）

主　訴
下腿の浮腫, 全身倦怠感

既 往 歴
36歳 変形性股関節症
42歳 虫垂炎

現 病 歴
　36歳の変形性股関節手術時, 輸血後肝炎となった。42歳虫垂炎手術時にC型肝炎と判明し外来での経過観察となった。最近, 全身倦怠感と両下腿に浮腫があり, 加療のため今回の入院となった。黄疸はみられないが, 食道静脈瘤が確認された。

身 体 所 見
身長 158 cm　　体重 50 kg　　標準体重（IBW）54.9 kg　　BMI 20 kg/m²

体組成測定結果
体脂肪率 31%　脂肪量 15.5 kg　除脂肪量 34.5 kg　　基礎代謝量 1,150 kcal

検 査 所 見

総たんぱく（TP）	6.3	g/dL	ALT	47	U/L
アルブミン（Alb）	3.0	g/dL	γ-GTP（γ-GT）	30	U/L
アンモニア（NH₃）	140	µg/dL	総ビリルビン（T-Bil）	1.8	mg/dL
AST	49	U/L			

生活および栄養・食事摂取状況
食事：入院前は, 1日3食規則正しい食事および腹八分目を意識して, 脂肪はなるべくとらないようにしていた。酒も肝臓に悪いと聞いていたので, 一切飲まなかった。便秘になりやすいので, 積極的に野菜を多く食べるようにしていた。好き嫌いは特にない。外食は月に1〜2回程度。最近, 体重が急に増加してきたため, 食事量を少量にしていたが, 体重が減少しないのでおかしいと感じている。
1日のエネルギー・栄養素摂取量（推定）：（食事）1,300 kcal, たんぱく質 65 g, 食塩 12 g
飲酒：なし
喫煙：なし
活動：運動習慣については, たまに散歩をする程度でその他特になし。

●疾患の理解
　あらゆる慢性進行性肝疾患の終末像であり, 多くは不可逆的である。

　肝細胞機能総量の低下によって進行性の肝機能障害, 慢性肝不全を呈し, 肝線維化, 再生結節形成による血流障害によって門脈圧亢進症を併発する。

　B型およびC型のウイルス性, アルコール性および自己免疫性肝炎などに起因する。

必要な情報の収集
①臨床診査（問診・身体観察）から
　主　訴：全身倦怠感, 食道静脈瘤, 浮腫
　既往歴：C型肝炎

②身体計測から

　身長 158 cm　　　体重 50 kg　　　IBW 54.9 kg　　　BMI 20 kg/m²　　　体脂肪率 31%

③臨床検査から

　TP 6.3 g/dL　　　Alb 3.0 g/dL　　　NH₃ 140 µg/dL　　　AST 49 U/L　　　ALT 47 U/L

　γ-GTP 30 U/L　　　T-Bil 1.8 mg/dL

④生活および栄養・食事摂取状況から

　飲酒：なし

　1 日のエネルギー・栄養素摂取量（推定）：エネルギー 1,300 kcal，たんぱく質 65 g，食塩
　　　　　　　　　　　　　　　　　　　　　　　　　12 g

　活動：運動習慣なし

⑤治療歴から

　C 型肝炎

表Ⅲ-5　栄養状態の判定に必要な情報

FH 食物・栄養に関連した履歴	1 日のエネルギー・栄養素摂取量（推定）：1,300 kcal，たんぱく質 65 g，食塩 12 g
AD 身体計測	BMI 20 kg/m²
BD 生化学データ，臨床検査と手順	NH₃ 140 µg/dL，AST 49 U/L，ALT 47 U/L，T-Bil 1.8 mg/dL
PD 栄養に焦点を当てた身体所見	下腿の浮腫，全身倦怠感，食道静脈瘤
CH 個人履歴	C 型肝炎

1）収集した情報に基づく栄養アセスメント

　NH₃，AST，ALT，T-Bil の高値および浮腫が認められることから，肝臓の機能障害による栄養関連の臨床検査値異常が考えられる。

2）栄養状態の判定（栄養診断）

　栄養診断コード：NC-2.2 栄養関連の検査値異常

　S：NH₃ 140 mg/dL 高値，AST 49 U/L 高値，ALT 47 U/L 高値，T-Bil 1.8 mg/dL 高値，浮腫がみられることから

　E：C 型肝炎が進展した肝臓の機能障害を原因とする

　P：栄養関連の検査値異常である。

3）栄養介入

① 栄養・食事計画とその実際（栄養・食物の提供）

　標準体重を目標として，必要エネルギー量は，25 ～ 30 kcal/IBWkg/日とする。

　たんぱく質は 1.0 ～ 1.5 g/IBWkg/日とし，たんぱく質不耐症がある場合は 0.5 ～ 0.7/IBWkg/日とし，肝不全用経口栄養剤を併用する。

　浮腫があるため，食塩 6 g 未満/日とする。

　・エネルギー：1,600 kcal（IBW 54.9 kg × 30 kcal ＝ 1,647 kcal）

　・たんぱく質：55 g（IBW 54.9 kg × 1.0 g ＝ 54.9 g）

　・食塩：6 g 未満

② 栄養教育・栄養カウンセリング

　NH$_3$ 値が高く，浮腫があるため，適切なたんぱく質摂取量と食塩摂取量についての教育が必要である。また，体重増加は浮腫によることを理解させ，適切なエネルギー摂取量について，栄養教育する必要がある。食道静脈瘤に対して，食道の上皮組織に損傷を与えないような形態を考慮した食事について，栄養教育する必要がある。

③ 他の専門職種との連携（栄養ケアの調整）

　主治医，看護師らと情報交換を行う。

　・医師との連携：病態により，肝不全用経口栄養剤の併用による栄養補給法について検討する。

　・看護師との連携：食欲，倦怠感，浮腫の有無について情報を共有する。

［栄養ケアの調整］

　肝不全用経口栄養剤と食事の併用による栄養補給法や浮腫，腹水の程度，食道静脈瘤の状況により食事計画の変更を提案する。

４）栄養モニタリングと評価

　以下の項目について定期的にモニタリングをし，再評価を行う。

［モニタリング項目］

　①食事摂取量

　②浮腫

　③倦怠感

　④ NH$_3$，AST，ALT

症 例 2

42 歳，男性，調理師

主　訴

食欲不振，腹部膨満感，倦怠感

既 往 歴

39 歳の時，食欲不振を主訴に総合病院を受診したところ，肝障害を指摘され入院した。アルコール性肝炎の診断で加療を受け軽快退院した。

現 病 歴

退院後も飲酒を続けていた。その後，医療機関に通院することはなかったが，今回，腹部膨満感，倦怠感が強く，下腿浮腫もみられたため，外来受診した。

身 体 所 見

身長 170 cm　　体重 63.5 kg　　標準体重（IBW）63.6 kg　　BMI 22 kg/m^2

体組成測定結果

基礎代謝量 1,364 kcal

検 査 所 見

総たんぱく（TP）	5.6	g/dL	ALT	50	U/L
アルブミン（Alb）	2.8	g/dL	γ-GTP（γ-GT）	165	U/L
アンモニア（NH$_3$）	49	μg/dL	総ビリルビン（T-Bil）	1.8	mg/dL
AST	68	U/L			

生活および栄養・食事摂取状況

食事：朝食および昼食については，バランスを考えた食事を自分で作って食べている。ただし，乳製品および果物は摂取しない。夕食は，酒と主菜，副菜のみで，主食は摂取しない。帰宅後のアルコール摂取が楽しみであり，酒は 20 歳から毎日飲んでいる。飲酒量については，最近 5 年間は変わらない。夕食はアルコールと主菜，副菜で十分な摂取量であると考えて，間食はしない。外食はほとんどしない。

1 日のエネルギー・栄養素摂取量（アルコール含む）：2,000 kcal，たんぱく質 80 g，食塩 15 g

飲酒：ビール中瓶 1 本 / 日，日本酒 1 合/日（アルコール量 50 g）（約 5 年間毎日同じ飲酒量）

喫煙：なし

活動：運動習慣なし

◎症例2の栄養管理計画を立案してみよう。

栄養状態の判定に必要な情報

FH 食物・栄養に関連した履歴	
AD 身体計測	
BD 生化学データ，臨床検査と手順	
PD 栄養に焦点を当てた身体所見	
CH 個人履歴	

1）収集した情報に基づく栄養状態の評価（栄養アセスメント）

2）栄養状態の判定（栄養診断）

栄養診断コード：

S：

E：

P：

3）栄 養 介 入

① 栄養・食事計画とその実際（栄養・食物の提供）

② 栄養教育・栄養カウンセリング

③ 他の専門職種との連携（栄養ケアの調整）

［栄養ケアの調整］

4）栄養モニタリングと評価

6. 膵疾患（慢性膵炎）

症例 1

62歳，女性，惣菜販売員（パート）

主　訴

最近，上腹部痛の強さと頻度が増し，加えて背部痛も頻回に起こるようになった。

既往歴

56歳：コレステロール結石（胆汁酸製剤　内服）

現病歴

　56歳時，健康診断の超音波検査でコレステロール結石が見つかった。その後，アミラーゼやリパーゼなどの消化酵素の高値を指摘されていたが，忙しくてそのままにしていた。半年前より，上腹部痛が繰り返し起こるようになったが，持続はしなかったので放置していた。最近，食後に上腹部の強さが増し，加えて背部痛が起こるようになり受診したところ，コレステロール結石を原因とする初期の慢性膵炎と診断され，そのまま加療のため入院となった。

身体所見

身長 159 cm
体重 60.4 kg　　標準体重（IBW）55.6 kg　　BMI 23.9 kg/m^2

体組成測定結果

基礎代謝量 1,240 kcal

検査所見

| 白血球（WBC） | 9,900 | /μL | リパーゼ | 198 | U/L |
| アミラーゼ（AMY） | 293 | U/L | C反応性たんぱく（CRP） | 9.9 | mg/dL |

生活および栄養・食事摂取状況

生活：定年退職後の夫と2人暮らし。平日は惣菜販売店でパートタイマーとして働いている。
食事：昔から，こってりした高脂肪食品が好みである。味付けも濃いものを好む。朝食はいつも，パン食（クロワッサン1個にバターを塗り，チーズ・トマト・アボカドをはさむ）。副食は，卵料理，野菜サラダ，牛乳である。平日の昼は，小さいいなりずし2個とパート先の試食用の中華惣菜やサラダを食べている。夕食は，簡単な野菜料理を作るくらいで，ほとんど毎日パート先で譲りうけた惣菜を持ち帰り食べている。食べる惣菜は日によって異なるが，昼夕ともにほとんど油で調理したもの（から揚げやフライなどの高脂肪食品が多い）で，味も濃い目である。主食はあまり食べない。休日は，夫と2人で外食（洋食）することが多い。間食はほとんど食べない。
1日のエネルギー・栄養素摂取量（推定）：1,900 kcal 程度，たんぱく質 90～100 g，脂質 90 g，食塩 13 g

飲酒：ほとんど飲まない。
喫煙：なし
活動：休日はゴルフの練習（月に一度ゴルフコースでプレイする）。

●疾患の理解

　膵臓の内部に不規則な線維化，細胞浸潤，実質の脱落，肉芽組織などの慢性化が生じ，進行すると膵外分泌・内分泌機能の低下を伴う。

　慢性膵炎では，腹痛や腹部圧痛などの臨床症状，膵内・外分泌機能不全による臨床症候を伴うものが典型的である。臨床観察期間内では，無痛性あるいは無症候性の症例も存在する。成因によって，アルコール性と非アルコール性に分類する。比較的初期には強い腹痛発作を繰り返し，病期の進行とともに腹痛は軽減し，後期（非代償期）になると消化吸収不良（脂肪便）や

糖尿病が現れるので，病期に応じた栄養管理が必要となる。

必要な情報の収集

①臨床診査（問診・身体観察）から

　　主　訴：上腹部痛，背部痛

②身体計測から

　　身長 159 cm　　体重 60.4 kg　　IBW 55.6 kg　　BMI 23.9 kg/m^2

③臨床検査から

　　WBC 9,900/μL　　AMY 293 U/L　　リパーゼ 198 U/L　　CRP 9.9 mg/dL

④生活および栄養・食事摂取状況から

　　食事：頻回・多量の高脂肪食品の摂取（脂質摂取量 90 g/日）

　　飲酒：ほとんど飲まない

　　活動：休日のゴルフ練習および月に一度のプレイ以外特になし

⑤治療歴から

　　胆汁酸製剤　内服

表Ⅲ-6　栄養状態の判定に必要な情報

FH 食物・栄養に関連した履歴	1 日の栄養素摂取量：脂質 90 g 頻回・多量の高脂肪食品の摂取 胆汁酸製剤　内服
AD 身体計測	身長 159 cm，体重 60.4 kg，BMI 23.9 kg/m^2
BD 生化学データ，臨床検査と手順	WBC 9,900/μL，AMY 293 U/L，リパーゼ 198 U/L， CRP 9.9 mg/dL
PD 栄養に焦点を当てた身体所見	上腹部痛，背部痛
CH 個人履歴	コレステロール結石

1）収集した情報に基づく栄養アセスメント

　1 日 3 食摂取しているが，頻回・多量の高脂肪食品の摂取履歴があり，1 日 90 g と脂質の過剰摂取の状態である。

2）栄養状態の判定（栄養診断）

　栄養診断コード：NI-5.6.2 脂質摂取量過剰

　S：頻回・多量の高脂肪食品の摂取，食後の上腹部痛，AMY 293 U/L 高値，リパーゼ 198 U/L 高値がみられることから

　E：食事性脂肪の適正量にかかわる食物・栄養に関連した知識不足を原因とする

　P：脂質摂取量過剰である。

3）栄 養 介 入

① 栄養・食事計画とその実際（栄養・食物の提供）

必要エネルギー量は，30 〜 35 kcal/IBWkg/日とする。

たんぱく質は，1.0 〜 1.3 g/IBWkg/日とする。

脂質は，30 〜 35 g/日に制限する。

その他，胃液分泌が亢進する香辛料などは避けることが望ましい。

- ・エネルギー：1,800 kcal（IBW 55.6 kg × 30 〜 35 kcal = 1,668 〜 1,946 kcal）
- ・たんぱく質：65 g（IBW 55.6 kg × 1.0 〜 1.3 kcal = 55.6 〜 72.3 kcal）
- ・脂質：30 g 〜 35 g
- ・食塩：7 g 未満

肉や魚は脂質含有量の少ないものを，卵は卵白を用いる。また，いも類・はるさめなどの炭水化物を多く含む食品を用いる。

② 栄養教育・栄養カウンセリング

慢性膵炎に対する栄養食事療法の基本として，脂質の制限や良質なたんぱく質の確保など各栄養素の摂取方法および胃液分泌を考慮した食材の選び方などについて教育する必要がある。主食の摂取や外食のメニューの選び方についても教育をする。

③ 他の専門職種との連携（栄養ケアの調整）

主治医，看護師らと情報交換を行う。

- ・医師との連携：上腹部痛，背部痛などの病状に対する食事摂取状況を考慮した必要エネルギー・栄養素量について
- ・看護師との連携：上腹部痛，背部痛の状態と食事摂取状況

［栄養ケアの調整］

　上腹部痛および背部痛発作などの状態に応じて，脂質の量や種類〔中鎖脂肪酸（MCT）〕の変更など提案する。

4）栄養モニタリングと評価

以下の項目について定期的にモニタリングをし，再評価を行う。

［モニタリング項目］

①脂質の摂取状況

②1日のエネルギー・栄養素摂取量

③ AMY，リパーゼなどの血中膵酵素値

④上腹部痛および背部痛の状態

症 例 2

55歳，男性，自営業（中古車販売業）

主　　訴

腹部痛や腰背部痛などの症状は消失したが，最近，下痢（脂肪便）が頻繁になってやせてきた。

既 往 歴

特になし

現 病 歴

　45歳の時，上腹部痛を主訴に病院を受診したところ，慢性膵炎の診断となり入院加療となった。退院後，定期的な検査を受けていたが，腹部痛や腰背部痛等の症状が消失し体調も良くなったため，ここ2年ほど検査受診していなかった。

　最近，消化不良に伴う下痢の症状が頻繁に出現するようになった。脂肪便の症状もあり，体重も半年で7kg減少したので，病院で診察を受けそのまま治療目的での入院となった。

　入院中の超音波内視鏡検査（EUS）で，膵全体に分布するびまん性の石灰化が認められた。

身 体 所 見

身長 169cm
体重 52.5kg（半年前60kg）　　BMI 18.4kg/m²

体組成測定結果

基礎代謝量 1,262kcal

検 査 所 見

| ヘモグロビン（Hb） | 10.9 | g/dL | アルブミン（Alb） | 3.5 | g/dL |
| アミラーゼ（AMY） | 39 | U/L | リパーゼ | 32 | U/L |

生活および栄養・食事摂取状況

食事：25歳ぐらいから大量飲酒（ビール中瓶3本/日，日によって日本酒1〜2合追加）していた。45歳時に慢性膵炎発症し，入院中および退院後数日は禁酒したが，がまんできずすぐに飲酒を再開した（禁酒期間は3週間程度）。その後，痛みもなく体調もよかったので，気がついたら入院前と変わらない飲酒量になっていた。独身のため，食生活は外食が多く，時間，量ともに不規則である。昔から油の多い食品は好きではなかった。

1日のエネルギー・栄養素摂取量（推定）：1,700〜2,200kcal，たんぱく質60〜100g

飲酒：アルコール量75〜125g/日（約30年間継続）

喫煙：5本/日（20歳より）

活動：運動習慣なし

◎症例2の栄養管理計画を立案してみよう。

栄養状態の判定に必要な情報

FH 食物・栄養に関連した履歴	
AD 身体計測	
BD 生化学データ，臨床検査と手順	
PD 栄養に焦点を当てた身体所見	
CH 個人履歴	

1）収集した情報に基づく栄養状態の評価（栄養アセスメント）

2）栄養状態の判定（栄養診断）

栄養診断コード：

S：

E：

P：

3）栄 養 介 入

① 栄養・食事計画とその実際（栄養・食物の提供）

② 栄養教育・栄養カウンセリング

③ 他の専門職種との連携（栄養ケアの調整）

［栄養ケアの調整］

4）栄養モニタリングと評価

7. 心 不 全

症 例 1

65歳，男性，会社員（事務職）

主　　訴

半年前より歩行時に呼吸苦を感じる。

既 往 歴

45歳 高血圧症（カルシウム拮抗薬　内服中）
55歳 脂質異常症

家 族 歴

母：高血圧症

現 病 歴

　高血圧症，脂質異常症を指摘され，栄養食事指導を1回のみ受けたが，これまで食生活に注意を払うことはなかった。半年前に息苦しさを感じたが，仕事で疲れていることによるものと考え，医療機関は受診しなかった。2か月前に風邪をひいてから咳込むようになり，呼吸苦が認められた。その後，呼吸苦は改善されず，近医を受診し検査したところ，不整脈と心房細動を指摘された。今回，心房細動と心不全の治療目的で入院することとなった。

身 体 所 見

身長165cm　　体重75kg　　標準体重（IBW）60kg　　BMI 27.5 kg/m² （肥満1度）
血圧145/95 mmHg

検 査 所 見

中性脂肪（TG）	145	mg/dL	総たんぱく（TP）	6.5	g/dL
HDL-C	45	mg/dL	アルブミン（Alb）	3.4	g/dL
LDL-C	145	mg/dL			

生活および栄養・食事摂取状況

生活：起床6：00，朝食6：30～7：00，昼食12：00～13：00，夕食22：00以降，就寝24：30である。

食事：朝食，夕食は妻が作る食事を食べる。朝食の内容は，食パン（8枚切×2枚），マーガリン，ハムエッグ，サラダ，ドレッシング，ヨーグルト，コーヒー（砂糖入り）である。昼食はほとんど，職場近くで外食をする。洋食もしくは麺類が多い。麺類は大盛りで注文し，汁は全部飲む。夕食は帰宅後に食べ，その後，おつまみを食べながら晩酌もする。帰宅時間が遅いため，18時以降に仕事をしながら缶コーヒーやおやつなどをつまむ。濃い味付けのものが好きである。

1日のエネルギー・栄養素摂取量：エネルギー2,300～2,400 kcal，たんぱく質80～90g，食塩15g

飲酒：缶ビール（500 mL）1本（アルコール量25g）

喫煙：なし

活動：職場への移動は電車と徒歩（合計20分程度）。運動習慣なし

●疾患の理解

　心不全はすべての心疾患の終末的な病態で，その生命予後はきわめて悪い。心不全の原因として，高血圧，虚血性心疾患，心筋症，不整脈などがあげられる。左心室の機能低下により起こるものを左心不全といい，肺うっ血による症状（呼吸困難，心臓喘息，チアノーゼ）がみられる。右心室の機能低下により起こるものを右心不全といい，静脈系のうっ血による症状（浮腫，腹水）がみられる。

　栄養食事療法では，心臓への負担の軽減を図ること，体液（浮腫，体重）の管理，危険因子の管理が中心となる。糖尿病や脂質異常症などの合併症を有する場合には，各疾患のガイドラインで示されている栄養食事療法に準拠する。

[必要な情報の収集]

①臨床診査（問診・身体観察）から

　　主　訴：呼吸苦

　　既往歴：高血圧症（内服治療中），脂質異常症

　　血圧 145/95 mmHg［Ⅰ度高血圧症］

②身体計測から

　　身長 165 cm　　　体重 75 kg　　　IBW 60 kg　　　BMI 27.5 kg/m^2［肥満 1 度］

③臨床検査から

　　LDL-C 145 mg/dL

④生活および栄養・食事摂取状況から

　　1 日の摂取量：エネルギー 2,300 〜 2,400 kcal，たんぱく質 80 〜 90 g，食塩 15 g

　　食塩摂取状況：麺類の汁は全部飲む，濃い味付けが好き

　　飲酒：缶ビール（500 mL）1 本/日（アルコール量 25 g）

　　喫煙：なし

　　活動：運動習慣なし

⑤治療歴から

　　カルシウム拮抗薬　内服

表Ⅲ-7　栄養状態の判定に必要な情報

FH 食物・栄養に関連した履歴	1 日のエネルギー・栄養素摂取量：2,300 〜 2,400 kcal，たんぱく質 80 〜 90 g，食塩 15 g，アルコール摂取量：25 g カルシウム拮抗薬
AD 身体計測	BMI 27.5 kg/m^2
BD 生化学データ，臨床検査と手順	LDL-C 145 mg/dL
PD 栄養に焦点を当てた身体所見	血圧 145/95 mmHg 呼吸苦
CH 個人履歴	高血圧症，脂質異常症。母は高血圧症

1）収集した情報に基づく栄養アセスメント

　現病歴から左心室の機能低下が推測され，体重 75 kg（IBW 60 kg），BMI 27.5 kg/m^2 と肥満が認められる。また，食事摂取量から必要エネルギー量 1,700 kcal（IBW 60 kg × 27.5 kcal ＝ 1,650 kcal）に対して，エネルギー 2,300 〜 2,400 kcal と過剰である。食塩（6 g/日未満）に対しても過剰である。

2）栄養状態の判定（栄養診断）

　栄養診断コード：NI-1.3　エネルギー摂取量過剰

　S：BMI 27.5 kg/m^2 高値，血圧 145/95 mmHg 高値，LDL-C 145 mg/dL 高値がみられる
　　　ことから

　E：食生活状況が及ぼす身体への影響に関する知識不足を原因とする

　P：エネルギー摂取量過剰である。

3）栄 養 介 入

① 栄養・食事計画とその実際（栄養・食物の提供）

　エネルギー量は減量が必要であること，職種（会社員・事務職）から 25 〜 30 kcal/IBWkg/日とし，たんぱく質量は，1.0 〜 1.2 g/IBWkg/日とする。脂質量は脂質異常症が認められるため，エネルギー比率で 20 〜 25％とする。食塩摂取量は高血圧であることから，6 g/日未満とする。

- ・エネルギー：1,700 kcal（IBW 60 kg × 27.5 kcal ＝ 1,650 kcal）
- ・たんぱく質：70 g（IBW 60 kg × 1.2 g ＝ 72 g）
- ・脂質：45 g（1,700 kcal × 0.25 ÷ 9 g ＝ 47.2 g）
- ・食塩：6 g/日未満

② 栄養教育・栄養カウンセリング

　まずは患者自身にこれまでのエネルギー・栄養素摂取量が過剰であったことを認識してもらうための栄養教育が必要である。現状の食生活状況の継続により引き起こされる病態や疾患を理解することが治療を進めるうえで重要となる。具体的な摂取量の改善では，エネルギーおよび食塩摂取量を減らすために昼食時の食事選択について指導する。また，家族（妻）に家庭での食事に関する説明も行う。アルコールについては，適量飲酒の指導が必要となる。

③ 他の専門職種との連携（栄養ケアの調整）

　主治医，看護師，薬剤師らと情報交換を行う。

- ・医師との連携：病態の改善状況の確認，栄養食事指導の検討
- ・看護師との連携：入院食の摂取状況の確認
- ・薬剤師との連携：服薬状況の確認

［栄養ケアの調整］

　食事の摂取状況の確認を行い，必要エネルギー・栄養素量の理解に役立てる。退院後の食生活改善のために栄養食事指導の時期や回数を検討する。また，家族にも同席を依頼する。

4）栄養モニタリングと評価

以下の項目について定期的にモニタリングをし，再評価を行う。

［モニタリング項目］
- ①体重
- ②食事摂取量
- ③血圧
- ④ LDL-C

症 例 2

70歳，女性，無職

主　訴

　この2か月で体重が増え（＋3kg），足が浮腫むようになった。

既 往 歴

60歳 高血圧症

家 族 歴

父・母：高血圧症

現 病 歴

　若い頃から体重の変動はあまりみられなかった。10年前に高血圧症を指摘されているが，服薬治療は行っていない。高血圧症を指摘されてから，食塩のとり方について気にしていたつもりではある。

　この2か月で体重増加，足の浮腫を認めたので，食事量を減らし，運動量を増やすようにしていた。運動した際にはこまめに水分を摂るようにし，脱水に注意をしていた。しかし，徐々に食欲が低下し食事摂取量もさらに減少したのにもかかわらず体重が減らず，足の浮腫みが酷くなったので，近医を受診したところ心不全と診断され入院することとなった。これまで，栄養指導を受けたことはない。

身 体 所 見

身長 150 cm　　体重 50 kg　　通常時体重（UBW）48 kg［2か月前から増加］
BMI 22.2 kg/m²　　血圧 150/90 mmHg

検 査 所 見

ヘモグロビン（Hb）	9.9	g/dL	ナトリウム（Na）	133	mEq/L
総たんぱく（TP）	6.3	g/dL	脳性ナトリウム利尿ペプチド（BNP）	389	pg/dL
アルブミン（Alb）	3.2	g/dL	尿検査：尿量	1,200	mL/日

生活および栄養・食事摂取状況

生活：夫と二人暮らしである。1日3食，食事の時間はほとんど同じである。
食事：外食をすることはほとんどない。自身で食事の用意をする。朝・昼・夕と3食で主食，主菜，
　　　副菜をとるようにしている。食塩のとり方に注意はしているが，濃い味付けが好きである。
1日のエネルギー・栄養素摂取量：エネルギー1,200～1,300 kcal，たんぱく質50～55ｇ，食塩
　　　　　　　　　　　　　　　13ｇ
　　　　　　　　　　　　　　　水分 3,000 mL
飲酒：晩酌はしない。特別なときにだけ，ビール（コップ1杯程度）を飲む。
喫煙：なし
活動：散歩30～40分/日。

◎症例 2 の栄養管理計画を立案してみよう。

栄養状態の判定に必要な情報

FH 食物・栄養に関連した履歴	
AD 身体計測	
BD 生化学データ，臨床検査と手順	
PD 栄養に焦点を当てた身体所見	
CH 個人履歴	

1）収集した情報に基づく栄養状態の評価（栄養アセスメント）

2）栄養状態の判定（栄養診断）

栄養診断コード：

S：

E：

P：

3）栄 養 介 入

① 栄養・食事計画とその実際（栄養・食物の提供）

② 栄養教育・栄養カウンセリング

③ 他の専門職種との連携（栄養ケアの調整）

［栄養ケアの調整］

4）栄養モニタリングと評価

8. 慢性腎臓病（CKD）

症例 1

45歳，男性，事務職

主　　訴

最近，倦怠感が著しい。

既 往 歴

特になし

現 病 歴

　結婚前 67 kg だった体重は，30 歳を過ぎた頃から増加した。37 歳の時には 79 kg となり職場の健康診断で肥満・高血圧を指摘されていた。一旦は食事量を控え，週末には自転車に乗って遠出をしたりして 73 kg までやせたが，職場の配属が変わった 40 歳からは，残業が多くなり間食や外食の機会が増えたことにより体重は再び増加，たんぱく尿も指摘されるようになった。最近は倦怠感が著しい。血圧が高かった知人が脳梗塞で倒れたこともあり，近医を受診し，腎機能の低下を認め，当院紹介となる。今回，検査と教育入院の目的で入院となった。

身 体 所 見

身長 171 cm　　体重 77.5 kg［20 歳時 67 kg，最高 79 kg（37 歳時），最低 67 kg］
通常時体重（UBW）78 kg［ここ 1 年は不変］　　BMI 26.5 kg/m^2　　体脂肪率 28%
血圧 160/93 mmHg

検 査 所 見

総たんぱく（TP）	7.6	g/dL	推算糸球体ろ過量（eGFR）	51	mL/分/1.73m^2
アルブミン（Alb）	4.3	g/dL	尿検査：潜血	（±）	
尿素窒素（BUN）	20.3	mg/dL	たんぱく	（＋）	
クレアチニン（Cr）	1.25	mg/dL	糖	（−）	
カリウム（K）	4.6	mEq/L	尿たんぱく/Cr 比	0.3	g /gCr

生活および栄養・食事摂取状況

食事：1 日 3 食摂取。朝食は妻の作る食事で，昼食は社員食堂，夕食は，普段は家で食べるが，週に
　　　2 回は仕事の付き合いで外食となる。
　　　朝食（7：00）米飯 180 g，味噌汁，納豆，卵，サラダ，ヨーグルト飲料。
　　　昼食（12：00）米飯大盛り 220 g，社員食堂の定食の漬物は残すが，代替に野菜料理を 1 品プ
　　　ラス。
　　　夕食（22：00）晩酌をしながら食べる。米飯 220 g，長男・次男中心の食事で遅く帰宅しても
　　　簡単に食べられるカツカレーや牛丼といった料理が多い。汁物や漬物は食べない。
　　　健康のためにと風呂上りに牛乳をコップ 1 杯飲むのが習慣。
1 日のエネルギー・栄養素摂取量：（食事）2,200 kcal，たんぱく質 80 g，食塩 9 〜 11 g
飲酒：ビール 350 mL × 1 缶
喫煙：なし
活動：運動習慣なし

●疾患の理解

　慢性腎臓病（CKD）は，糖尿病腎症や慢性糸球体腎炎，腎硬化症など慢性に経過する腎疾患の総称で，原因も進行速度も異なる。

　CKD の初期には自覚症状がないため，倦怠感，浮腫，息切れ，夜間尿などの症状が現れてくる頃には病気は進行している場合が多いが，進行すると腎性貧血，高カリウム血症，低カルシウム血症，高リン血症，代謝性アシドーシスなどの合併症が出現する。

　CKD の重症度は，原疾患・GFR 区分・たんぱく尿（アルブミン尿）を合わせた CGA 分類で

評価する。重症度が高くなるほど死亡，末期腎不全，心血管死亡発症のリスクが高くなる。

　年齢，たんぱく尿・血尿，高血圧，耐糖能異常，糖尿病，脂質異常症，喫煙などが危険因子となるため，栄養食事療法・薬物療法・生活指導を行い，腎機能障害の進展防止を図る。栄養食事療法は，CKD ステージにより異なる。

необходимую

| 必要な情報の収集 |

①臨床診査（問診・身体観察）から

　　主　訴：著しい倦怠感

　　血圧 160/93 mmHg

②身体計測から

　　身長 171 cm　　体重 変動1年間なし　　BMI 26.5 kg/m²　　体脂肪率 28%

③臨床検査から

　Alb 4.3 g/dL　　BUN 20.3 mg/dL　　Cr 1.25 mg/dL　　K 4.6 mEq/L

　eGFR 51 mL/分/1.73 m²

　尿潜血（±）　尿たんぱく/Cr 比：0.3 g/gCr

④生活および栄養・食事摂取状況から

　　食事：朝・夕の食事は妻が準備。昼食は，社員食堂の定食の漬物を残し，代替に野菜料理を1品プラス。昼・夕食の米飯は220 gと大盛り。健康のためにと風呂上りにコップ1杯の牛乳を飲む習慣がある。5年前から残業で外食（週に2回）や間食が増えた

　　1日の摂取量：エネルギー 2,200 kcal，たんぱく質 80 g，食塩 9〜11 g

　　飲酒：ビール 140 kcal，アルコール 14 g

　　喫煙：なし

　　活動：運動習慣なし

表Ⅲ-8　栄養状態の判定に必要な情報

FH 食物・栄養に関連した履歴	昼・夕食の米飯大盛や仕事の関係で週2回夕食の外食もあり，140 kcalの飲酒を含み約2,300 kcal/日摂取。たんぱく質 80 g/日摂取。漬物は摂取しないが，食塩摂取は 9〜11 g/日。
AD 身体計測	体重変動1年間なし，BMI 26.5 kg/m²，体脂肪率 28%
BD 生化学データ，臨床検査と手順	BUN 20.3 mg/dL，Cr 1.25 mg/dL，eGFR 51 mL/分/1.73 m²，尿潜血（±），尿たんぱく/Cr 比 0.3 g/gCr
PD 栄養に焦点を当てた身体所見	血圧 160/93 mmHg 倦怠感
CH 個人履歴	特になし

1）収集した情報に基づく栄養アセスメント

　BMI 26.5 kg/m²，血圧 160/93 mmHg と肥満・高血圧を伴う G3 aA2 の患者。CKD ステー

ジ3aの食事基準より算出した推定必要量と比較すると，推定エネルギー必要量1,800 kcal（IBW 64.3 kg×25〜30 kcal/IBWkg/日），たんぱく質60 g（IBW 64.3 kg×0.8〜1.0 g/IBWkg/日）に対して，2,300 kcal，たんぱく質80 g摂取しており，エネルギーおよびたんぱく質の摂取量過剰の状態。また，漬物は残すなど食事に注意をする様子もみられるが，全体に食事摂取量が多く，食塩も過剰摂取の状態が認められる。

2）栄養状態の判定（栄養診断）

栄養診断コード：NI-2.2 経口摂取量過剰

S：BMI 26.5 kg/m^2 高値，BUN 20.3 mg/dL 高値，Cr 1.25 mg/dL 高値，尿たんぱく/Cr 比 0.3 g/gCr 高値，血圧 160/93 mmHg 高値から

E：経口摂取必要量の理解度不足を原因とする

P：経口摂取量過剰である。

3）栄 養 介 入

① 栄養・食事計画とその実際（栄養・食物の提供）

肥満および高血圧もあるため，以下のエネルギー・栄養素量を目安とする。

・エネルギー：1,800 kcal

・たんぱく質：60 g

・食塩：3 g 以上 6 g 未満

摂食機能・消化吸収能に異常はなく常食の形態で提供する。

食事量が今までよりも少なくなることから，満腹感を得られるような食品の選択を心がける。

② 栄養教育・栄養カウンセリング

腎機能の状態に合った必要エネルギー・栄養素量や摂取の方法など，栄養食事療法の基本について，本人と家族に対して栄養教育の必要がある。高血圧に対しては，減塩のみならず肥満の解消も必要であること，たんぱく質の過剰摂取は腎臓に負担をかけることも理解してもらい，日ごろの食生活の改善を図る。栄養食事療法に対するストレスや不安に対するサポートを行っていく。

③ 他の専門職種との連携（栄養ケアの調整）

主治医（腎臓内科医師），看護師らと情報交換を行う。

・医師との連携：腎機能の状態とエネルギー・栄養素摂取量の過不足の状況に見合った栄養補給法

・看護師との連携：食事の摂取状況，家族の様子

［栄養ケアの調整］

腎機能の状態や食事摂取量の確認を行い，必要に応じて食事内容の見直しを提案する。

4）栄養モニタリングと評価

以下の項目について，定期的にモニタリングをして再評価を行う。

［モニタリング項目］

①体重　②BUN，Cr，尿たんぱく/Cr 比　③血圧　④食事摂取量

症 例 2

70 歳，女性，無職

主　　訴

　可愛がっていた愛犬を亡くしてから食欲が低下し，体重も減少。倦怠感もひどく，何もする意欲が湧かない。

既 往 歴

59 歳 高血圧症（ACE 阻害剤　内服）

現 病 歴

　59 歳の時に高血圧症と診断され，薬物療法を行ってきたが，次第に腎機能が低下し，3 年前にはCKD ステージ 3 b となり，食事療法も行っていた。
　2 年前に夫に先立たれたが，身の回りのことは自分でできたため愛犬と暮らし，時々近所に住む長女が様子を見に来てくれていた。しかし，2 か月前に愛犬が亡くなってから食欲が低下。日常の活動量も低下し，栄養状態も低下したため今回入院となった。

身 体 所 見

身長 153 cm
体重 45.6 kg [20 歳時 48 kg，最高 54 kg（50 歳），最低：現在]
通常時体重（UBW）48.5 kg [2 か月前]　　%UBW 94%　　体重減少率 6%/2 か月
BMI 19.6 kg/m² 　血圧 141/85 mmHg

検 査 所 見

総たんぱく（TP）	6.3	g/dL	推算糸球体ろ過量(eGFR)	22.3	mL/分/1.73 m²
アルブミン（Alb）	3.5	g/dL	尿検査：潜血	（−）	
尿素窒素（BUN）	18.1	mg/dL	たんぱく	（2 +）	
クレアチニン（Cr）	1.8	mg/dL	糖	（−）	
カリウム（K）	4.6	mEq/L	尿たんぱく/Cr 比	0.25	g/gCr

生活および栄養・食事摂取状況

食事：1 日 3 食摂取。
　　　朝食（8：00）　米飯 120 g，辛子明太子小 1 切，野菜の煮物，緑茶。
　　　昼食（12：00）菓子パン 1 個か冷麦 1/2 把，飲むヨーグルト 1 本，ゼリー 1 個。
　　　夕食（18：00）米飯 100 g，近所に住む長女がおかずを持って来る（刺身，煮物，酢の物など），
　　　　　　　　　　緑茶。
　　　間食（15：00）果物またはアイスクリーム，緑茶
1 日のエネルギー・栄養素摂取量：（食事）1,200 kcal，たんぱく質 35 〜 40 g，食塩 5 g 程度
飲酒：なし
喫煙：なし
活動：運動習慣なし

◎症例2の栄養管理計画を立案してみよう。

栄養状態の判定に必要な情報

FH 食物・栄養に関連した履歴	
AD 身体計測	
BD 生化学データ，臨床検査と手順	
PD 栄養に焦点を当てた身体所見	
CH 個人履歴	

1）収集した情報に基づく栄養状態の評価（栄養アセスメント）

2）栄養状態の判定（栄養診断）

栄養診断コード：

S：

E：

P：

3）栄 養 介 入

① 栄養・食事計画とその実際（栄養・食物の提供）

② 栄養教育・栄養カウンセリング

③ 他の専門職種との連携（栄養ケアの調整）

［栄養ケアの調整］

4）栄養モニタリングと評価

9. 血液透析

症 例 1

51 歳，男性，無職

主　　訴

昨日から呼吸が苦しい。浮腫んでいる。

既 往 歴

35 歳 高血圧症（ACE 阻害剤　内服）

現 病 歴

　35 歳のときに原因不明で腎機能低下。47 歳で透析導入となった。週 3 回，4 〜 5 時間の透析を施行している。昨日から浮腫も現れ，胸も苦しかった。本日は体重増加も普段より多い。

身 体 所 見

身長 165 cm
体重（透析前）67.9 kg ［20 歳時 62 kg，最高 76 kg（33 歳）］
標準体重（IBW）59.9 kg　　ドライウェイト（DW）64 kg　　　体重増加率（中 2 日）6.1%
体脂肪率 24%　　血圧 149/92 mmHg

検 査 所 見

ヘモグロビン（Hb）	10.0	g/dL	カルシウム（Ca）	9.1	mg/dL
ヘマトクリット（Ht）	33.0	%	リン（P）	5.9	mg/dL
アルブミン（Alb）	3.8	g/dL	心胸比（CTR）	57	%
尿素窒素（BUN）	71.1	g/dL	標準化透析量（Kt/V）[1]	1.65	
クレアチニン（Cr）	12.0	mg/dL	標準化たんぱく異化率（n-PCR）[2]	1.02	g/kg 日
ナトリウム（Na）	136	mEq/L	%クレアチニン産生速度（% CGR）[3]	74	%
カリウム（K）	5.0	mEq/L			

生活および栄養・食事摂取状況

食事：体調不良が原因でそれまで勤務していた会社を 50 歳で退職。昨年離婚をし，近所には母が住んでいるが現在は一人暮らしで自炊をしている。
　　　朝食（8：00）コンビニエンスストアのおにぎり 2 個と野菜汁入りジュース 1 本
　　　昼食（11：30）チェーン店の牛丼やファストフードでチキンバーガーやチーズバーガーとフライドポテトと炭酸飲料 M サイズ 1 杯（透析日は病院食のみ）
　　　夕食（19：00）週 2 〜 3 回の自炊の時は，ご飯 1 膳と餃子・シューマイといった市販食品と簡単な野菜炒め。普段は，コンビニエンスストアで焼肉弁当やパスタ類。時々カップ麺＋サンドイッチ。コーヒー飲料 1 本
　　　間食（15：00）コーヒー牛乳 1 杯
　　　　　（23：00）肉まん 1 個，緑茶またはコーヒー 1 〜 2 杯
　　　1 日のエネルギー・栄養素摂取量：1,800 〜 2,200 kcal，たんぱく質 65 g，食塩 10 〜 12 g
　　　　　　　　　　　　　　　　　　水分 1,700 〜 1,900 mL 程度

飲酒：ビール 350 mL
喫煙：なし
活動：運動習慣なし

薬 物 療 法

ACE 阻害薬，リン吸着薬，イオン交換樹脂

＊1　標準化透析量（Kt/V）：透析量が十分に足りているかを判断する目安となる。
＊2　標準化たんぱく異化率（n-PCR）：食事におけるたんぱく質摂取量を反映する。
＊3　%クレアチニン産生速度（%CGR）：筋肉量や栄養状態の指標。同性・同年齢の健康な人と比較して表す。

●疾患の理解

　腎不全が進行して末期腎不全となると，老廃物（尿毒症物質）の排泄や体内の水分および電解質の調節能が低下するため食欲不振・嘔吐・心肥大・貧血・皮膚掻痒感などさまざまな症状が出現する。尿毒症により保存療法だけでは生命維持が困難となるため，透析療法などの腎代替療法を行う必要がある。

　血液透析は，血液を体外に引き出して透析装置（ダイアライザー）の中を循環させて老廃物や過剰な水分，電解質を除去後，再び体内に戻す方法である。無尿の場合は通常1回4〜5時間，週3回通院して行う。それに対して，腹膜透析は，腹膜を透析膜として利用する方法である。持続携行式腹膜透析（CAPD）は透析液の入れ替えを1日に4回程度行うが，在宅で24時間連続した透析が可能である。そのため，血液透析と腹膜透析では栄養食事療法は異なる。

　透析患者の低栄養状態は，生命予後と密接にかかわっているが，透析患者は食事摂取上の問題や異化の亢進により，たんぱく質・エネルギー消耗状態（protein-energy wasting：PEW）を認める患者も少なくない。加えて，患者の高齢化に伴いサルコペニアやフレイルを有する患者が増加している。リンの過剰摂取に注意しながら，エネルギーと良質のたんぱく質を適切に摂取する必要がある。

　水分の過剰摂取は心血管系合併症の発症のリスクとなり，カリウムの過剰摂取は心停止の原因になるため，透析間の体重増加の管理とカリウムの制限は重要となる。

必要な情報の収集

①臨床診査（問診・身体観察）から

　　主　訴：呼吸苦，浮腫

　　既往歴：高血圧症（ACE阻害剤　内服）

　　血圧 149/92 mmHg

②身体計測から

　　身長 165 cm　　体重 67.9 kg　　DW 64 kg　　IBW 59.9 kg

③臨床検査から

　　Alb 3.8 g/dL　　Na 136 mEq/L　　CTR 57%

④生活および栄養・食事摂取状況から

　　食事：簡単な自炊のほか，コンビニエンスストア・ファストフードを利用。飲酒（ビール
　　　　　350 mL）と23時に軽食の習慣あり

　　1日のエネルギー・栄養素摂取量：1,800〜2,200 kcal，たんぱく質65 g，食塩10〜12 g

　　1日の水分摂取量：1,700〜1,900 mL

⑤治療歴から

　　ACE阻害薬，リン吸着薬，イオン交換樹脂　内服

表Ⅲ-9 栄養状態の判定に必要な情報

FH 食物・栄養に関連した履歴	簡単な自炊のほか，コンビニエンスストア・ファストフード利用。飲酒と 23 時に軽食の習慣あり。 1 日のエネルギー・栄養素摂取量：1,800 ～ 2,200 kcal，たんぱく質 65 g，食塩 10 ～ 12 g 水分 1,700 ～ 1,900 mL/日 ACE 阻害薬・リン吸着薬・イオン交換樹脂　内服
AD 身体計測	身長 165 cm，体重 67.9 kg，体重増加 3.9 kg，透析間体重増加率 6.1%（中 2 日間）
BD 生化学データ，臨床検査と手順	Alb 3.8 g/dL，Na 136 mEq/L，CTR 57%
PD 栄養に焦点を当てた身体所見	血圧 149/92 mmHg 呼吸苦，浮腫
CH 個人履歴	独居

1）収集した情報に基づく栄養アセスメント

　血液透析の食事基準より算出した推定必要量と比較すると，推定エネルギー必要量 1,800 kcal（IBW × 30 ～ 35 kcal/kg/日），たんぱく質 65 g（IBW × 0.9 ～ 1.2 g/日）に対して，エネルギー 1,800 ～ 2,200 kcal（30 ～ 36.7 kcal/IBWkg/日），たんぱく質 65 g（1.09 g/IBWkg/日）摂取しており，たんぱく質の摂取量は特に問題はないが，エネルギーはやや過剰傾向。水分摂取は 1,700 ～ 1,900 mL（26.6~29.7 mL/DWkg）であり，体重増加率も 6.1% と過剰の状態。食塩摂取量も 10 g 以上と多いため，口渇となり，飲水行動につながっていて，それが原因で高血圧や浮腫，呼吸苦を引き起こしていると考えられる。Alb 3.8 g/dL，Na 136 mEq/L も浮腫による見かけ上の低値の可能性がある。減塩食にすることで水分過剰摂取の改善が見込まれる。

2）栄養状態の判定（栄養診断）

　栄養診断コード：NI-3.2 水分摂取量過剰

　S：Alb 3.8 g/dL 低値，Na 136 mEq/L 低値，CTR 57% 高値，血圧 149/92 mmHg 高値および浮腫，呼吸苦がみられることから

　E：食塩の過剰摂取を原因とする

　P：水分摂取量過剰である。

3）栄養介入

① 栄養・食事計画とその実際（栄養・食物の提供）

ステージ G5D の患者であり，以下のエネルギー・栄養素量，水分量を目安とする。

　・エネルギー 1,800 kcal（IBW 59.9 kg × 30 ～ 35 kcal/kg）

　・たんぱく質 65 g（IBW 59.9 kg × 0.9 ～ 1.2 g）

　・食塩 6 g 未満，カリウム 2,000 mg 以下，水分制限（900 ～ 1,000 mL 以下）

　摂食機能・消化吸収能に異常はないが，日ごろ外食や市販加工品の摂取が多いため，減塩食に慣れていない可能性があるので，食事摂取量や食欲に配慮をして献立の調整を行う。水分制限もあるため，水分の多い料理には注意が必要となる。

② 栄養教育・栄養カウンセリング

食塩摂取量が 10 g 以上と食塩過剰摂取の食生活を送っている。栄養食事療法の基本について栄養教育の必要がある。

外食料理には食塩が多く含まれるため，喉が渇き，飲水行動につながるため，患者の食環境を理解したうえで，食生活の改善に努めてもらえるよう簡単な料理の提示等の指導を行う。さらに近所に住む母に対しても同様の説明をして支援を仰ぐ。また，アルコールの水分も 1 日水分量の中に含まれること，つまみの食塩量に注意が必要になることも含め，アルコールの摂取について指導を行う。

③ 他の専門職種との連携（栄養ケアの調整）

主治医（腎臓内科医師），看護師，医療ソーシャルワーカー（MSW）らと情報交換を行う。

- ・医師との連携：透析間の検査データとリン吸着薬処方の状況
- ・看護師との連携：透析日の患者の様子や内服の状況を含めた日常生活の様子
- ・MSW との連携：経済的問題に対する解決策に関する相談

［栄養ケアの調整］

検査結果や食事摂取量の確認を行い，必要に応じて食事内容の見直しについて提案する。

4）栄養モニタリングと評価

以下の項目について定期的にモニタリングをし，再評価を行う。

［モニタリング項目］

①体重増加率

② Alb，Na

③血圧

④浮腫，呼吸苦

⑤エネルギー・栄養素摂取量

症例 2

66 歳，女性，主婦

主 訴

倦怠感，口の周りのしびれ

既 往 歴

55 歳 糖尿病（α - グルコシダーゼ阻害薬 中断）
60 歳 糖尿病腎症（インスリン），高血圧症（ACE 阻害薬 内服）

現 病 歴

　55 歳の時に糖尿病と診断されるが，転居のために半年足らずで治療を中断した経緯がある。
　60 歳になり再び近医を受診した時には糖尿病腎症と診断され，その後通院していたが，徐々に腎機能は低下し，半年前に血液透析療法が開始となり，現在リン吸着薬，イオン交換樹脂が処方となっている。毎週月・水・金曜日に 1 回 5 時間の血液透析に通院しているが，週明けの本日に倦怠感と口の周りのしびれ感を訴えた。

身 体 所 見

身長 155 cm
体重（透析前）54.4 kg［20 歳時 46 kg，最高 60 kg（55 歳）］
標準体重（IBW）52.9 kg　　ドライウェイト（DW）53 kg　　体重増加率（中 2 日）2.6%
血圧 140/84 mmHg

検 査 所 見

空腹時血糖（FPG）	108	mg/dL	カリウム（K）	6.1	mEq/L
ヘモグロビン（Hb）	10.0	g/dL	カルシウム（Ca）	9.3	mg/dL
ヘマトクリット（Ht）	33.0	%	リン（P）	6.0	mg/dL
アルブミン（Alb）	4.0	g/dL	グリコアルブミン（GA）	16	%
尿素窒素（BUN）	79	mg/dL	標準化透析量（Kt/V）	1.6	
クレアチニン（Cr）	10.0	mg/dL	標準化たんぱく異化率（n-PCR）	1.06	g/kg/ 日
ナトリウム（Na）	138	mEq/L	%クレアチニン産生速度（% CGR）	101	%

生活および栄養・食事摂取状況

食事：1 日 3 食摂取。
　　　朝食（7：30）ご飯 160 g，納豆か甘塩サケ 1/2 切れ，前日の根菜煮，柿 1/2 個
　　　昼食（12：00）トースト（5 枚切 1 枚）炒り卵のせ，ゆで野菜サラダ・低カロリーマヨネーズ
　　　　　　　　　　添え，ドライプルーン入りヨーグルト。
　　　夕食（18：30）ご飯 160 g，豚と野菜のせいろ蒸し・ポン酢しょうゆ，なす煮浸し，柿 1/2
　　　　　　　　　　個。
　　　間食（10：00）10 時：かりんとう 2 本・緑茶 1 杯。
　　　　　　（15：00）焼きいも小 1/2 と豆乳抹茶ラテ 1/2 カップ
　医師から「生の野菜と果物は控えるように」と言われていていたが，先週末に孫が柿を持って遊びに来たので，生果物はカリウム値が高くなるとはわかりつつも，日頃不足するビタミンを補おうと食べてしまった。
1 日のエネルギー・栄養素摂取量：食事 1,600 kcal，たんぱく質 55 g，食塩 5 ～ 6 g，カリウム
　　　　　　　　　　　　　　　　2,500 mg
飲酒：なし
喫煙：なし
活動：毎日欠かさず軽く散歩をしている。

薬 物 療 法

ACE 阻害薬，インスリン，リン吸着薬，イオン交換樹脂

◎症例2の栄養管理計画を立案してみよう。

栄養状態の判定に必要な情報

FH 食物・栄養に関連した履歴	
AD 身体計測	
BD 生化学データ，臨床検査と手順	
PD 栄養に焦点を当てた身体所見	
CH 個人履歴	

1) 収集した情報に基づく栄養状態の評価（栄養アセスメント）

2) 栄養状態の判定（栄養診断）

栄養診断コード：

S :

E :

P :

3) 栄養介入

① 栄養・食事計画とその実際（栄養・食物の提供）

② 栄養教育・栄養カウンセリング

③ 他の専門職種との連携（栄養ケアの調整）

［栄養ケアの調整］

4) 栄養モニタリングと評価

10. 慢性閉塞性肺疾患（COPD）

症例 1

70歳，男性

主　訴

階段を上がる際の息切れ，食欲低下，日常生活に対する不安感

既往歴

55歳 高血圧症（カルシウム拮抗薬　内服）
67歳 COPD　抗コリン薬（長時間作用性）吸入開始

現病歴

　3年前より労作時に呼吸困難感が出現，呼吸器内科を受診したところ慢性閉塞性肺疾患（COPD）*
と診断され，禁煙した。肺の過膨張による呼吸困難感から食欲低下，1年前より急激に食事摂取量が
減少し，著明な体重減少が認められる。

身体所見

身長165 cm　　体重50 kg［1年前体重56 kg，6か月前体重54 kg］
BMI 18.4 kg/m^2　　血圧138/75 mmHg

身体計測値

上腕周囲長（AC）25.4 cm　　　上腕三頭筋皮下脂肪厚（TSF）8.0 mm
上腕筋囲（AMC）22.9 cm
%AC 94.8%　　%TSF 80.0%　　%AMC 97.0%

検査所見

アルブミン（Alb）	4.1	g/dL	pH	7.44	
PaO$_2$	85.0	mmHg	C反応性たんぱく（CRP）	0.28	mg/dL
PaCO$_2$	48.0	mmHg	対標準1秒量（% FEV1.0）	45.0	%

生活および栄養・食事摂取状況

食事：現在，朝食はパン食，昼食はうどんなどの麺類，夕食は妻が食事の用意をしてくれるため，米
　　　飯（小盛茶碗一杯）とみそ汁，焼き魚，お浸しなど。嗜好の偏りはないが，平日は，妻が仕事
　　　をしているため，朝食と昼食は軽食が多い。不足分を補うため，午後に間食としてヨーグルト
　　　（100 g）と果物（100 g）を食べている。食事中，腹部膨満感があり，以前と比べて1回に十
　　　分な食事量をとれなくなってきた。
1日のエネルギー・栄養素摂取量：（食事）エネルギー量 約1,200 kcal，たんぱく質 約45 g
　　　　　　　　　　　　　　　　（間食）エネルギー量 約200 kcal，たんぱく質 約5 g
飲酒：なし
喫煙：なし
活動：入浴時，階段昇降の際に息切れが強いが日常生活動作はできる。理学療法士より呼吸トレーニ
　　　ング，胸郭可動域トレーニング指導を受け，自宅で毎日20分ほど実施している。

＊　COPDの病期分類は，%FEV 1.0（予測1秒量に対する比率）を用い，気流閉塞の程度により分類す
るが，この症例はⅢ期（高度の気流閉塞）と考えられる。

●疾患の理解

　COPD患者は気流閉塞や肺の過膨張により，呼吸筋のエネルギー消費が増大しており，安
静時エネルギー消費量は予測値の120 〜 140％に増加しているため，これに見合う十分なエネ
ルギー量を補う必要がある。

必要な情報の収集

①臨床診査（問診・身体観察）から

　　主　訴：呼吸困難感，食欲低下

　　既往歴：高血圧症，COPD

②身体計測から

　　身長 165 cm　　体重 50 kg　　BMI 18.4 kg/m²

　　1年前体重 56 kg　　6か月前体重 54 kg

　　%AC 94.8%　　%TSF 80.0%　　%AMC 97.0%

③臨床検査から

　　Alb 4.1 g/dL　　PaO₂ 85.0 mmHg　　PaCO₂ 48.0 mmHg　　pH 7.44

　　CRP 0.28 mg/dL　　%FEV1.0 45.0%

④生活および栄養・食事摂取状況から

　　1日のエネルギー・栄養素摂取量：（食事）約 1,200 kcal，たんぱく質 約 45 g

　　　　　　　　　　　　　　　　　　（間食）約 200 kcal，たんぱく質 約 5 g

　　活動：自立しており，日常生活動作はできる

⑤治療歴から

　　抗コリン薬（長時間作用性）吸入（副作用のひとつに口渇がある）

表Ⅲ-10　栄養状態の判定に必要な情報

FH 食物・栄養に関連した履歴	午後に間食としてヨーグルト（100 g）と果物（100 g）を食べている。 1日のエネルギー摂取量：1,400 kcal 程度（間食 200 kcal） 抗コリン薬（長時間作用性）吸入
AD 身体計測	BMI 18.4 kg/m²，6か月の体重減少率 7.4%，%TSF 80.0%， %AMC 97.0%
BD 生化学データ，臨床検査と手順	Alb 4.1 g/dL，PaO₂ 85.0，PaCO₂ 48.0 mmHg，%FEV1.0 45.0%
PD 栄養に焦点を当てた身体所見	活動時の呼吸困難感増強，日常生活動作は自立，食事中，息切れや腹部膨満感あり
CH 個人履歴	高血圧症，COPD

1）収集した情報に基づく栄養アセスメント

• 食事中の呼吸困難感，腹部膨満感から食事摂取量の低下がみられる。

• 6か月で体重が 4 kg 減少しており，減少率 7.4% と半年で 5% を超える有意な体重減少がみられる。

• 身体組成は日本人の新身体計測基準値 JARD2001 と比較して，貯蔵脂肪の指標である %TSF は 80.0%，骨格筋量の指標である %AMC は 97.0% である。

2）栄養状態の判定（栄養診断）

　栄養診断コード：NI-1.2 エネルギー摂取量不足

　S：%FEV1.0 45.0% 低値，6か月の体重減少率 5% 以上，%TSF 80.0% から

E：食事摂取時の腹部膨満感が原因となった

P：エネルギー摂取量不足である。

３）栄 養 介 入

① 栄養・食事計画とその実際（栄養・食物の提供）

エネルギー消費量に見合う十分なエネルギー量を摂取することが必要であるが，本人が達成可能な目標を段階的に設定するとよい。

初期目標として 6 か月前の体重を目安に，必要エネルギー量は，Harris-Benedict の式より求めた基礎エネルギー消費量（BEE）×活動係数（1.3）×ストレス係数（1.1 ～ 1.3）で計算した。

・エネルギー：約 1,720 kcal（BEE 1,200 kcal × 1.3 × 1.1）

初期目標として，エネルギー 1,700 kcal/日，たんぱく質は 70 g/日とし，食事摂取量に応じて経腸栄養剤の付加を検討する。

② 栄養教育・栄養カウンセリング

「少量ずつ食事回数を増やす」などの実行可能な行動目標を決め，体重記録をつけてもらう。COPD 患者は一般に高齢者層に偏っている。複数の病態が併存しており，抗うつ症状がみられる患者も少なくない。QOL を向上させるという視点に基づき栄養教育を行う。

③ 他の専門職種との連携（栄養ケアの調整）

主治医（呼吸器内科医），看護師，理学療法士らと情報交換を行う。

・医師との連携：呼吸機能状態を確認しておく

・看護師との連携：心理的要因による食事摂取への影響を確認しておく

・理学療法士との連携：リハビリテーションの状況を確認しておく

［栄養ケアの調整］

呼吸機能，リハビリテーションの程度をもとに，必要エネルギー量などを検討する。患者本人の意向を確認しながら目標エネルギー量を変更，経腸栄養剤の付加を提案していく。

４）栄養モニタリングと評価

以下の項目について定期的にモニタリングをし，再評価を行う。

［モニタリング項目］

①食事摂取量

②食事摂取時の腹部膨満感

③体重

④%TSF

症 例 2

73 歳，男性

主　訴

腹部膨満感，口腔内の乾燥感

既 往 歴

66 歳 COPD，抗コリン薬（長時間作用性）吸入開始

現 病 歴

　喫煙歴 35 年であったが，10 年前に COPD と診断され，禁煙した。2 年前に妻を亡くした頃から急激に食欲低下がみられるようになった。1 年前より肺の過膨張による腹部膨満感，口渇により食事摂取量が減少し，著明な体重減少が認められた。

身 体 所 見

身長 164 cm　　体重 49 kg［1 年前体重 55 kg，6 か月前体重 52 kg］　　握力 23 kg

身体計測値

上腕周囲長（AC）23.0 cm　　　上腕三頭筋皮下脂肪厚（TSF）6.0 mm
上腕筋囲（AMC）21.1 cm
%AC 88.2%　　%TSF 64.5%　　%AMC 92.3%

検 査 所 見

アルブミン（Alb）	3.9	g/dL	pH	7.43	
PaO$_2$	80.0	mmHg	C反応性たんぱく（CRP）	0.20	mg/dL
PaCO$_2$	47.0	mmHg	対標準 1 秒量（% FEV1.0）	40.0	%

生活および栄養・食事摂取状況

食事：現在，朝食は米飯（小盛茶碗一杯）とみそ汁，納豆，野菜サラダ。昼食は調理パンと牛乳。夕食は米飯（小盛茶碗一杯）とみそ汁，煮物，野菜サラダなど。嗜好の偏りはなく，簡単な調理はできる。体重が減少しているため，なんとかしようと思っているが，何を食べたらよいかわからない。不足分を補うため，間食としてビスケットを食べているが，口腔内の乾燥があり美味しいと感じない。食事中の呼吸困難感は強くないが，食べるとすぐにお腹が張る。
1 日のエネルギー・栄養素摂取量：（食事）エネルギー 約 1,300 kcal，たんぱく質 約 40 g 程度
飲酒：日本酒 1 合 /日程度
喫煙：なし
活動：労作時の息切れはあるが，日常生活に必要な活動に支障はない。

◎症例2の栄養管理計画を立案してみよう。

栄養状態の判定に必要な情報

FH 食物・栄養に関連した履歴	
AD 身体計測	
BD 生化学データ，臨床検査と手順	
PD 栄養に焦点を当てた身体所見	
CH 個人履歴	

1）収集した情報に基づく栄養状態の評価（栄養アセスメント）

2）栄養状態の判定（栄養診断）

栄養診断コード：

S：

E：

P：

3）栄 養 介 入

① 栄養・食事計画とその実際（栄養・食物の提供）

② 栄養教育・栄養カウンセリング

③ 他の専門職種との連携（栄養ケアの調整）

［栄養ケアの調整］

4）栄養モニタリングと評価

11. サルコペニア・廃用症候群

症 例 1

75歳，女性

主　訴

食欲不振

既 往 歴

60歳 高血圧症
65歳 間質性肺炎[*1]

現 病 歴

　高血圧症で近医を通院していたが，左下肢腫脹，疼痛がみられ左下肢蜂窩織炎[*2]と診断されて治療を受けていた。1か月前より左下肢腫脹，疼痛が増強したが，治療により左下肢腫脹は改善し，疼痛は消失した。在宅で治療していたが，認知機能低下と日常生活動作（ADL）低下がみられ，在宅療養が難しくなったことからリハビリテーション目的で地域包括病棟に入院となった。

身 体 所 見

身長 148 cm　　体重 30.9 kg（通常体重は不明）　　BMI 14.1 kg/m²
握力 14 kg（65歳時 25 kg）　　血圧 135/85 mmHg
口腔：口腔乾燥が強く，舌や口唇から自然出血あり。臼歯部が崩壊し，咀嚼も不十分な状態。

体組成測定結果

上腕周囲長（AC）17.4 cm　　　上腕三頭筋皮下脂肪厚（TSF）6.0 mm
上腕筋囲（AMC）15.5 cm
%AC 70.2%　　%TSF 41.7%　　%AMC 77.2%

検 査 所 見

中性脂肪（TG）	58.0	mg/dL	アルブミン（Alb）	3.2	g/dL
HDL-C	82.3	mg/dL	C反応性たんぱく(CRP)	0.79	mg/dL
LDL-C	98.0	mg/dL			

生活および栄養・食事摂取状況

食事：在宅での食事内容は全粥軟菜食（1,400 kcal）を指示されていたが，食事摂取量にむらがみられ，60～70%程度の摂取であった。嚥下に問題はみられないが，すり潰せずに丸飲みしている。トイレに行くのが嫌で水分をあまり摂りたがらない。水分摂取時には頻繁にむせるため，とろみをつけている。嗜好について，好き嫌いはないが，食事摂取に対する意欲がみられない。
1日のエネルギー・栄養素摂取量：（食事）エネルギー 約800～1,000 kcal，たんぱく質 約35～40 g
飲酒：なし
喫煙：なし
ADL：日中はベッド上で過ごすことが多く，ほぼ寝たきり。筋力低下が目立つ状態。

＊1　間質性肺炎：主に肺胞を取り囲む間質に炎症が起こる。炎症が慢性化すると，不可逆性の線維化病変に至る。症状には労作時の呼吸困難がある。
＊2　蜂窩織炎：皮膚軟部組織感染症。

●疾患の理解

　サルコペニアの原因は，加齢そのもの（一次性サルコペニア）や筋組織の加齢性変化，低栄養，廃用などが背景にある。また，寝たきり，不活発な生活スタイル，疾患，食欲不振を起こす薬剤などが原因となった二次性サルコペニアもある。

必要な情報の収集

①臨床診査（問診・身体観察）から

主　訴：食欲不振

身体観察：口腔乾燥が強く，舌や口唇から自然出血

臼歯部が崩壊，咀嚼不十分

②身体計測から

身長 148 cm　　体重 30.9 kg　　IBW 48.2 kg　　BMI 14.1 kg/m^2

%AC 70.2%　　%TSF 41.7%　　%AMC 77.2%　　握力 14 kg

③臨床検査から

TG 58.0 mg/dL　　Alb 3.2 g/dL　　CRP 0.79 mg/dL

④生活および栄養・食事摂取状況から

食事：すり潰せずに丸飲みしており，水分摂取時にはとろみをつけている。食事摂取に対する意欲がみられない

1日のエネルギー・栄養素摂取量：エネルギー 約800～1,000 kcal，たんぱく質 約35～40 g

活動：日中はベッド上で過ごし，ほぼ寝たきり

⑤治療歴から

間質性肺炎，高血圧症

表Ⅲ-11　栄養状態の判定に必要な情報

FH 食物・栄養に関連した履歴	すり潰せずに丸飲み。水分摂取時にむせるため，水分にとろみをつけている。食事摂取に対する意欲がみられない。 食事は全粥軟菜食。 1日のエネルギー・栄養素摂取量：エネルギー 約800～1,000 kcal，たんぱく質 約35～40 g 握力の低下。
AD 身体計測	BMI 14.1 kg/m^2，%TSF 41.7%，%AMC 77.2%
BD 生化学データ，臨床検査と手順	Alb 3.2 g/dL，CRP 0.79 mg/dL
PD 栄養に焦点を当てた身体所見	口腔乾燥が強く，舌や口唇から自然出血。 臼歯部が崩壊。 日常生活に介助が必要。
CH 個人履歴	間質性肺炎

1）収集した情報に基づく栄養アセスメント

・食事は，すり潰せずに丸飲みしており，水分摂取時にむせるため，水分にとろみをつけている。

・口腔乾燥が強く，臼歯部が崩壊している。

・BMI 14.1 kg/m^2，Alb 3.2 g/dL と低値である。

・身体組成は日本人の新身体計測基準値 JARD2001 と比較して，貯蔵脂肪の指標である

%TSF は 41.7%，骨格筋量の指標である %AMC は 77.2% であり，貯蔵脂肪，筋肉量の減少がみられる。

２）栄養状態の判定（栄養診断）

　栄養診断コード：NI-5.2 栄養失調

　S：BMI 14.1 kg/m^2 低値，Alb 3.2 g/dL 低値，%TSF 41.7%，%AMC 77.2%，臼歯部崩壊がみられることから

　E：口腔内環境悪化による経口摂取困難を原因とする

　P：栄養失調である。

３）栄 養 介 入

① 栄養・食事計画とその実際（栄養・食物の提供）

　十分なエネルギー量を摂取することが必要であるが，口腔内の状態により食形態を調整していく。初期目標として IBW 48.2 kg を目安に，必要エネルギー量は，Harris-Benedict の式より求めた基礎エネルギー消費量（BEE）×活動係数（1.2）×ストレス係数（1.1 ～ 1.3）で計算した。

　　・エネルギー：約 1,370 kcal（BEE 1,038 kcal × 1.2 × 1.1）

　初期目標として，エネルギー 1,400 kcal/日，たんぱく質 60 g/日，水分 30 ～ 40 mL/kg/日とし 1,600 mL/日を目安に経過をみる。

② 栄養教育・栄養カウンセリング

　栄養状態改善のために経口摂取量の増加が必要であることを説明する。

③ 他の専門職種との連携（栄養ケアの調整）

　主治医，歯科医師，看護師，理学療法士，言語聴覚士らと情報交換を行う。

　　・医師との連携：全身状態の確認

　　・歯科医師との連携：摂食嚥下機能，口腔ケア，口腔内の状態

　　・看護師との連携：食事摂取への意欲，摂食嚥下機能，口腔ケア，口腔内の状態

　　・理学療法士，言語聴覚士との連携：リハビリテーションの状況

［栄養ケアの調整］

　歯科治療，口腔ケア，リハビリテーションの情報をもとに，誤嚥防止とともに食形態および目標とするエネルギー量を調整していく。

４）栄養モニタリングと評価

以下の項目について定期的にモニタリングをし，再評価を行う。

［モニタリング項目］

　①食事摂取量

　②体重

　③ Alb

　④口腔内の状態

　⑤摂食嚥下機能

症 例 2

75歳，女性

主　訴

食欲不振，易疲労感

既 往 歴

62歳 非結核性抗酸菌症

現 病 歴

　非結核性抗酸菌症*で経過観察していたが，2年前に近医で軽度の貧血を指摘され，鉄剤を処方された。その頃から軽度の浮腫がみられるようになっていた。1年前より食欲低下がみられ徐々に体重が減少，疲労感が強くなった。その後，食欲が戻り在宅での療養を検討したが，るい痩著明で体力低下がみられ，リハビリテーション目的で地域包括病棟に入院となった。

身 体 所 見

身長 150 cm　　体重 30.5 kg［1年前体重 40.5 kg，6か月前体重 35.5 kg］
握力 12 kg（65歳時 23 kg）

体組成測定結果

上腕周囲長（AC）16.0 cm　　上腕三頭筋皮下脂肪厚（TSF）2.0 mm
上腕筋囲（AMC）15.4 cm
%AC 64.6%　　%TSF 13.9%　　%AMC 76.5%

検 査 所 見

ヘモグロビン（Hb）	11.5	g/dL	アルブミン（Alb）	2.9	g/dL
中性脂肪（TG）	70.0	mg/dL	コリンエステラーゼ(chE)	120	U/L
LDL-C	81.0	mg/dL	C反応性たんぱく(CRP)	0.58	mg/dL

生活および栄養・食事摂取状況

食事：在宅では全粥軟菜食（1,400 kcal）を指示されていたが，食事摂取量は50%程度であった。嚥下に問題はみられないが，一度に多く食事摂取すると腹部症状がみられるため心配で，食事摂取量を控えている。嗜好について，好き嫌いはないが，乳製品は下痢するので摂取しない。
1日のエネルギー・栄養素摂取量：（食事）700〜800 kcal，たんぱく質 30〜35 g
飲酒：なし
喫煙：なし
ADL：ほぼ自立しているが，筋力が弱く，ふらつきあり，見守りが必要。

＊非結核性抗酸菌症：症状は慢性の咳，痰，呼吸困難，易疲労感などのほか，体重減少もみられる。

◎症例2の栄養管理計画を立案してみよう。

栄養状態の判定に必要な情報

FH 食物・栄養に関連した履歴	
AD 身体計測	
BD 生化学データ，臨床検査と手順	
PD 栄養に焦点を当てた身体所見	
CH 個人履歴	

1）収集した情報に基づく栄養状態の評価（栄養アセスメント）

2）栄養状態の判定（栄養診断）

栄養診断コード：

S：

E：

P：

3）栄養介入

① 栄養・食事計画とその実際（栄養・食物の提供）

② 栄養教育・栄養カウンセリング

③ 他の専門職種との連携（栄養ケアの調整）

［栄養ケアの調整］

4）栄養モニタリングと評価

12．小児食物アレルギー

症 例 1

2歳0か月，男児

主 訴

　生後6か月の時に食物アレルギーと診断され，食事療法（完全除去食）を継続して行っていた。患児の身長・体重の推移が不良であるため，再度受診した。

既 往 歴

特になし

家 族 歴

父：アレルギー性鼻炎
母：アレルギー性鼻炎
兄（5歳）：アレルギー症状なし

現 病 歴

　出生後，母乳栄養で育てられた。生後5か月から離乳食を開始し，生後6か月の時に食後，顔面に湿疹が現れ，四肢にじんましんが認められた。その後も食後に同様の症状が認められたことから，病院を受診した。皮膚プリックテストおよび食物の摂取歴から卵，牛乳アレルギーと診断された。その後，アレルギー用乳の使用，卵および牛乳の完全除去食を行っていた。離乳食が完了したころから，母親（調理担当者）のアレルゲンの除去や食品の選択方法に関する不安が増した。また，アレルギーに対する不安から，卵や牛乳以外の食品も除去していた。男児の身長・体重の経過を身体発育曲線で確認したところ，10～25パーセンタイルと発育不良であった。

身 体 所 見

身長83cm　　体重10kg　　カウプ指数14.5

検 査 所 見

ヘモグロビン（Hb）	10.5	g/dL	皮膚プリックテスト：卵	（陽性）	
アルブミン（Alb）	4.2	g/dL	牛乳	（陽性）	
Total IgE	20.5	U/mL	小麦	（陰性）	
特異的IgE抗体値：卵白	35	U$_A$/mL	大豆	（陰性）	
オボムコイド	28	U$_A$/mL			
牛乳	15	U$_A$/mL			
小麦	< 0.34	U$_A$/mL			
大豆	< 0.34	U$_A$/mL			

生活および栄養・食事摂取状況

食事：調理担当者は母親である。患児の食事は家族とは別に作っており，卵，牛乳・乳製品を完全除去している。間食で使用するおやつは既製品を避け，手作りを心がけている。卵，牛乳以外の食品（小麦，大豆）のアレルギーについても不安があるため，可能な限り除去し，小麦，大豆を食べさせないようにしている。外での食事は使用している食材がわかりづらいため，外食はあまりしない。最近，家族と患児の食事を別に作ることが苦痛になっている。また，身長・体重があまり増えず困っており，今後どのような食事・料理にすればよいかがわからなくなっている。
1日のエネルギー・栄養素摂取量：エネルギー850kcal，たんぱく質13g
活動：日中は母親と過ごし，近所の公園等で体を動かしている。

●疾患の理解

　食物アレルギーは，乳幼児期で多く発症し，学童期以降では減少する。

　即時型食物アレルギーの主要原因食物は鶏卵，牛乳，小麦である。これらの原因食物は加齢に伴い耐性を獲得しやすい。現在，卵，乳，小麦，えび，かに，落花生，そばの7品目は表示

が義務づけられており，その他の 21 品目についても表示が推奨されている。不安から必要の
ない食物除去を行うと成長・発育に悪影響を及ぼすため，正しい原因アレルゲンの診断に基づ
いた必要最小限の食物除去が原則となる。また，代替となる食品でエネルギーや栄養素の補充
を行う。患児と家族の QOL の維持が必要となる。

|必要な情報の収集|

①臨床診査（問診・身体観察）から

主　訴：食物アレルギー（卵，牛乳），成長不良

既往歴：特になし

身体観察：じんましん，顔面の湿疹

②身体計測から

身長 83 cm［10 ～ 25 パーセンタイル］

体重 10 kg［10 ～ 25 パーセンタイル］

カウプ指数 14.5

③臨床検査から

Hb 10.5 g/dL　　Alb 4.2 g/dL　　Total IgE 20.5 U/mL

特異的 IgE 抗体値

卵白 35 U_A/mL　　オボムコイド 28 U_A/mL　　牛乳 15 U_A/mL

小麦＜ 0.34 U_A/mL　　大豆＜ 0.34 U_A/mL

④生活および栄養・食事摂取状況から

調理担当者は母親

卵・牛乳の完全除去食および小麦・大豆の除去食

1 日のエネルギー・栄養素摂取量：エネルギー 850 kcal，たんぱく質 13 g

表Ⅲ-12　栄養状態の判定に必要な情報

FH 食物・栄養に関連した履歴	1 日のエネルギー・栄養素摂取量：850 kcal，たんぱく質 13 g 卵・牛乳完全除去食および小麦・大豆除去食（母親が調理）
AD 身体計測	身長 83 cm，体重 10 kg，カウプ指数 14.5 身長・体重［10 ～ 25 パーセンタイル］
BD 生化学データ，臨床検査と手順	Total IgE 20.5 U/mL 特異的 IgE 抗体値：卵白 35 U_A/mL，オボムコイド 28 U_A/mL， 　　　　　　　　　　牛乳 15 U_A/mL
PD 栄養に焦点を当てた身体所見	じんましん，湿疹
CH 個人履歴	食物アレルギー。父母にアレルギー性鼻炎あり

1）収集した情報に基づく栄養アセスメント

　患児の身長，体重からカウプ指数は 14.5 であり，「やせ」と評価される。また，身長，体重
は 10 ～ 25 パーセンタイルであることから発育の遅延が認められ，身長，体重の増加率に問題
があると推察される。さらに，「日本人の食事摂取基準（2020 年版）」に示された 2 歳男児の

推定エネルギー必要量 950 kcal/日，たんぱく質推奨量 20 g/日であることから，男児のエネルギー・栄養素摂取量が不足していることが認められる。

２）栄養状態の判定（栄養診断）

栄養診断コード：NI-5.3 たんぱく質・エネルギー摂取量不足

S：身体発育曲線の推移による身長 83 cm 低値，体重 10 kg 低値であることから

E：母親（調理担当者）のアレルゲンに関する知識不足を原因とする

P：たんぱく質・エネルギー摂取量不足である。

３）栄 養 介 入

① 栄養・食事計画とその実際（栄養・食物の提供）

卵，牛乳アレルギーがあるため卵，牛乳の完全除去食を継続する一方で，必要のない除去食（小麦，大豆）は行わない。必要エネルギー・栄養素量を決定するうえで他に考慮すべき既往歴はないので，「日本人の食事摂取基準（2020 年版)」の 2 歳男児の値と同程度とする。

・エネルギー 950 kcal（2 歳男児・推定エネルギー必要量）

・たんぱく質 20 g（2 歳男児・推奨量）

・その他の栄養素（2 歳男児・推奨量，目安量，目標量）

肉や魚などの「卵，牛乳以外の食品」から良質のたんぱく質を不足のないように摂取させる。その際，患児の摂取状況を観察しながら，必要があれば調理形態や味付けに工夫をしていく。

② 栄養教育・栄養カウンセリング

母親は食事を作ることに苦痛を感じているため，卵，牛乳の完全除去食の工夫の教育が必要である。また，除去により不足が予測されるエネルギーや栄養素の補給方法の栄養教育も必要である。さらに，母親は他の食物アレルギーの不安を抱えているため，小麦，大豆を除去しているが，検査結果より除去の必要は認められないことから母親の不安を取り除きながら，これらの食品を摂取するための栄養教育が必要である。

③ 他の専門職種との連携（栄養ケアの調整）

主治医，看護師らと情報交換を行う。

・医師との連携：アレルギーの状態，発育状況の確認

・看護師との連携：母親の発言や様子

[栄養ケアの調整]

アレルギーの状態を確認し，状況に応じた除去食を提案する。また，母親の発言や様子を観察し，食事療法継続のためのサポートを行う。

４）栄養モニタリングと評価

以下の項目について定期的にモニタリングをし，再評価を行う。

[モニタリング項目]

①身長　　②体重　　③食事摂取量　　④アレルギー症状の有無

症例 2

6か月，女児

主　訴

調製粉乳を使用した混合栄養を開始したところ，下痢，嘔吐，顔面の湿疹を認めた。

既 往 歴

特になし

家 族 歴

父：アレルギー症状なし
母：アトピー性皮膚炎

現 病 歴

　母親は初産である。出生時体重は 2,880 g（正常分娩）であった。出生後，母乳栄養を行っていたが母乳分泌量が少なく，また，患児の哺乳状態も悪かった。そのため，調製粉乳を使用した混合栄養を開始した。混合栄養の内容は母乳 3 〜 4 回 /日，調製粉乳 6 〜 7 回 /日であった。
　混合栄養を開始後，下痢，嘔吐，顔面の湿疹が認められた。

身 体 所 見

身長 65 cm［25 〜 50 パーセンタイル］
体重 7.1 kg［25 〜 50 パーセンタイル］
カウプ指数 16.8

検 査 所 見

ヘモグロビン（Hb）	10.0	g/dL	特異的 IgE 抗体値：牛乳	10.5	U$_A$/mL
アルブミン（Alb）	4.0	g/dL	皮膚プリックテスト：牛乳	（陽性）	
Total IgE	30.6	U/mL			

生活および栄養・食事摂取状況

食事：調製粉乳を 1 回当たり 100 〜 120 mL，7 〜 8 回 /日程度飲んでいる。母乳栄養は行っていない。
　　　生後 5 か月以降，患児が食べ物に興味を示すようになったので離乳食の開始を検討している。
1 日のエネルギー・栄養素摂取量：エネルギー 500 〜 600 kcal，たんぱく質 13 〜 15 g
活動：一人で座ることができる。

◎症例 2 の栄養管理計画を立案してみよう。

栄養状態の判定に必要な情報

FH 食物・栄養に関連した履歴	
AD 身体計測	
BD 生化学データ,臨床検査と手順	
PD 栄養に焦点を当てた身体所見	
CH 個人履歴	

1)収集した情報に基づく栄養状態の評価（栄養アセスメント）

2)栄養状態の判定（栄養診断）

栄養診断コード：

S：

E：

P：

3)栄 養 介 入

① 栄養・食事計画とその実際（栄養・食物の提供）

② 栄養教育・栄養カウンセリング

③ 他の専門職種との連携（栄養ケアの調整）

［栄養ケアの調整］

4)栄養モニタリングと評価

13. 胃摘出症例

症例 1

68歳，男性，自営業（八百屋）

主　訴

食後の冷汗，動悸。体重減少に対する不安感。

既 往 歴

52歳 高血圧症〔アンジオテンシンⅡ受容体拮抗薬（ARB）　内服〕
63歳 十二指腸潰瘍

現 病 歴

　胃部鈍痛，食欲不振，体重減少がみられたため受診したところ，幽門前庭部進行胃がんと診断され，腹腔鏡下幽門側胃切除術[*1]〔再建法ビルロート（Billroth）Ⅱ法〕にて胃を2/3切除した。術後の経過も良好で術後10日目に退院した。
　退院1か月後の外来受診で，食後の不快感が強いとの訴えあり。
　今後，微小遺残腫瘍による再発予防を目的とし，術後補助化学療法[*2]を施行予定。

身 体 所 見

身長 165 cm
体重 53 kg〔20歳時 60 kg，最高 65 kg（52歳），最低 現在〕
通常時体重（UBW）58 kg〔術前2か月前より減少し始め，退院時には55 kgであった〕
BMI 19.5 kg/m^2　　血圧 130/80 mmHg

体組成測定結果

体脂肪率 14%　　脂肪量 7.4 kg　　除脂肪量 45.6 kg　　基礎代謝量 1,162 kcal

検 査 所 見

ヘモグロビン（Hb）	11.8	g/dL	アルブミン（Alb）	3.2	g/dL
総たんぱく（TP）	6.0	g/dL	C反応性たんぱく（CRP）	1.4	mg/dL

生活および栄養・食事摂取状況

食事：退院後は，妻の協力の下，間食を用いながら食事量を順次増量し，病院の消化管術後食程度の
　　　量は問題なく摂取可能であった。仕事を再開したこの1週間は食後の不快感により，食事量
　　　を半量に減らしている。食後20〜30分後に冷汗，動悸がみられるので，食事摂取が不安で
　　　ある。
1日のエネルギー・栄養素摂取量：（食事＋間食）600 kcal，たんぱく質25 g
飲酒：なし〔手術前はビール中瓶（500 mL）1本/日〕
喫煙：なし
活動：術後のため静養するように家族には言われているが，本人の性分から仕事中は動かずにはいら
　　　れない。立位も多く，緩慢ではあるものの動き回っている。仕事後や休日は，座位または横に
　　　なり過ごしている。

＊1　腹腔鏡手術：腹部に5か所前後あけた穴から腹腔鏡（カメラ）や器具を挿入して，モニターの画像
を見ながら行う手術法。開腹手術に比較して，術後の痛み，創感染，腸閉塞などの合併症リスクが低く，
早期の術後回復が期待される。

＊2　術後補助化学療法：外科手術により病変を切除しても再発の可能性がある症例では，術後に抗がん
剤の投与が適応される。術後6週間以内に開始され，標準では1年間投薬を継続する。

●疾患の理解

　胃切除の部位や再建法により術後の症状は異なる。術式による特徴を把握のうえ，介入することが重要となる。

　幽門側胃切除後の症状として，ダンピング症候群，腸閉塞，残胃炎，下痢・便秘などがある。早期ダンピング症候群は，高浸透圧の食べ物が急速に小腸に流入することにより，食後30分前後に，冷汗，めまい，動悸，脱力感，腹痛，下痢などが出現する。後期ダンピング症候群は，反応性の低血糖症状で，食後2〜3時間後に，頭痛，頻脈，発汗，めまい，倦怠感，失神などがみられる。

　分割食（頻回食）を原則とし，食事内容や量とともに，食べる速さ・時間などの食べ方についても注意を払う必要がある。

必要な情報の収集

①臨床診査（問診・身体観察）から

　主　訴：食後不快症状（食後20〜30分後に冷汗・動悸），体重減少

　既往歴：高血圧症，十二指腸潰瘍

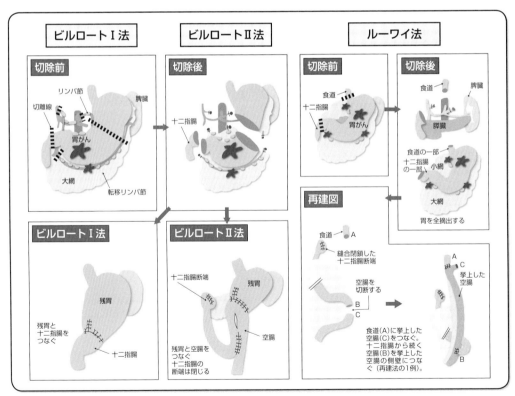

胃切除術の例・再建法（幽門・全摘）
（日本胃癌学会編：胃がん治療ガイドラインの解説　第2版，金原出版，p.24〜26，2004より作成）

②身体計測から

　身長 165 cm　　　体重 53 kg　　　UBW 58 kg　　　IBW 59.9 kg　　　BMI 19.5 kg/m²

　体重減少率 8.6%（3 か月）　　　体脂肪率 14%

③臨床検査から

　Hb 11.8 g/dL　　　Alb 3.2 g/dL　　　CRP 1.4 mg/dL

④生活および栄養・食事摂取状況から

　食事：消化管術後食および間食を半量摂取（1 週間前までは全量摂取可）

　1 日のエネルギー・栄養素摂取量：エネルギー 600 kcal，たんぱく質 25 g

　飲酒：なし（術前は飲酒習慣あり）

　活動：運動習慣は特にないが，仕事上，立位での活動あり

⑤治療歴から

　アンジオテンシンⅡ受容体拮抗薬（ARB）　内服

　幽門側胃切除術（再建法ビルロートⅡ法）

表Ⅲ-13　栄養状態の判定に必要な情報

FH 食物・栄養に関連した履歴	1 日のエネルギー・栄養素摂取量：600 kcal，たんぱく質 25 g アンジオテンシンⅡ受容体拮抗薬（ARB）　内服
AD 身体計測	BMI 19.5 kg/m²，体重減少率 8.6%/3 か月
BD 生化学データ，臨床検査と手順	Hb 11.8 g/dL，Alb 3.2 g/dL
PD 栄養に焦点を当てた身体所見	食後不快症状（食後 20 ～ 30 分後，冷汗，動悸）
CH 個人履歴	高血圧症，幽門側胃切除術（再建法ビルロートⅡ法）

1）収集した情報に基づく栄養アセスメント

　基礎代謝量および活動・傷害因子に対してエネルギー・栄養素摂取量が不足しており，高度な体重減少，Hb および Alb が低値であることから低栄養状態が認められる。

2）栄養状態の判定（栄養診断）

　栄養診断コード：NI-2.1 経口摂取量不足

　S：食後不快感，3 か月間の体重減少 5%以上，Hb 11.8 g/dL 低値，Alb 3.2 g/dL 低値がみられることから，

　E：ダンピング症状を起因とする摂取量不足が原因となった

　P：経口摂取量不足である。

3）栄養介入

① 栄養・食事計画とその実際（栄養・食物の提供）

　標準体重を目標として，必要エネルギー量は Harris-Benedict の式で求めた基礎エネルギー消費量×活動係数（1.3 ～ 1.4，通常労働 1.5 ～ 1.7）×ストレス係数（1.2 ～ 1.4）で算出し，たんぱく質量は 1.2 ～ 1.5 g/IBWkg/ 日を目標とする。

水分は 30 〜 35 mL/kg/ 日，術後回復のため微量元素の不足にも注意する。

  ・エネルギー：2,000 kcal（BEE 1,162 kcal × 1.4 × 1.2 = 1,952 kcal）

  ・たんぱく質：80 g（IBW 59.9 kg × 1.3 g = 77.9 g）

  ・水分：1,600 mL（BW 53 kg × 30 mL = 1,590 mL）

ただし，胃切除後であり，早期ダンピング症候群の可能性を考慮し，食事・間食量は段階的に増量，水分は食間にこまめにとるようにする。

② 栄養教育・栄養カウンセリング

術後回復のためのエネルギー・栄養素の必要量への理解についての栄養教育は必要であるが，胃切除後の場合，食事摂取方法・食事時間などの食べ方に関する手法への理解・実践も重要となる。量の増加だけでなく，むしろ食事所要時間の短縮および食直後の活動が誘因となり，早期ダンピング症候群が出現しているものと推察する。

ゆっくりよく噛んで食べ，食後は休養する必要性について理解してもらう。本人の理解・家族の協力が重要であり，両者に説明を実施する。

③ 他の専門職種との連携（栄養ケアの調整）

主治医，看護師らと情報交換を行う。

  ・医師との連携：エネルギー・栄養素補給量・摂取状況，食事に関する理解度

  ・看護師との連携：食事摂取状況，本人・家族の様子

［栄養ケアの調整］

食事摂取量，エネルギー・栄養素補給内容評価のほか，腸管への急速な流入を防ぐためにも，ゆっくり時間をかけて食べているか，食後は十分休養をとれているかなど，摂取状況や不快症状の有無について確認しながら進めていく。まずは，全量を不快なくとることを目標とし，段階的に食事を増量しながら，術前摂取量に近づけていく。増量を達成するまでは，間食の併用を継続し，エネルギー・栄養素補給に努める。

4）栄養モニタリングと評価

以下の項目について定期的にモニタリングをし，再評価を行う。

［モニタリング項目］

①食事摂取量

②体重

③早期ダンピング症状の有無

④ Hb および Alb

症 例 2

72歳，女性，無職（専業主婦）

主　訴

2週間前より，めまい・全身倦怠感がみられる。体調が悪く，分割食を食べられないことがある。

既 往 歴

52歳 脂質異常症（スタチン　内服）
58歳 高血圧症（カルシウム拮抗薬　内服）

現 病 歴

1年前より，胃部違和感，食欲不振がみられたが放置していた。自治体の検診を受けたところ，胃がん疑いとの結果で近医を受診。胃体中部の進行がんと診断され，半年前に胃全摘術〔再建法ルーワイ（Roux-en-Y）法〕を施行した。

神経質な人柄なため，入院中の食事開始時は，恐る恐るごく少量をとるのみであったが，栄養食事指導を受け，安心して食事に臨めるようになり，食事摂取状況および術後の経過も良好で，術後12日目に退院となった。

術後1か月後より術後補助化学療法継続中。経口抗がん剤を服用しながら，定期的に外来受診している。吐き気は制吐剤*にてコントロール可能。

2週間前より，15時頃の術後分割食をとる時間に，めまい，全身倦怠感が出現し，体調が悪い。

身 体 所 見

身長 152 cm
体重 46 kg［20歳時 53 kg，最高 58 kg（57歳），最低 現在］
通常時体重（UBW）54 kg［退院時 2 kg，退院後 6 kg 減少］
BMI 19.9 kg/m^2　　血圧 126/74 mmHg

体組成測定結果

体脂肪率 22%　　脂肪量 10.1 kg　　除脂肪量 35.9 kg　　基礎代謝量 1,050 kcal

検 査 所 見

ヘモグロビン（Hb）	10.2	g/dL	アルブミン（Alb）	3.4	g/dL
総コレステロール（TC）	191	mg/dL	C反応性たんぱく（CRP）	0.2	mg/dL
総たんぱく（TP）	6.3	g/dL			

生活および栄養・食事摂取状況

食事：食欲不振はややみられるが，食事摂取に特に影響はなく，普通食を術前量の8割摂取。バランスのとれた食内容を心がけているものの，最近，昼食は，あんパンなどの菓子パンや菓子類，果汁などの糖質の多いもので済ませることが多い。
　　　2週間前より，昼食の2～3時間後に，めまい，全身倦怠感が出現，体調が悪く，食べられないことがたびたびみられる。
1日のエネルギー・栄養素摂取量：（食事＋間食）1,200 kcal，たんぱく質 35 g
飲酒：なし
喫煙：なし
活動：家事が中心であるが，週3～4日は，買い物や近くの公園への散歩など歩行1時間程度を心がけている。

＊　制吐剤：胃がんの抗がん剤治療で現れやすい有害事象（副作用）には，吐き気・嘔吐，口内炎，味覚障害，食欲不振などがあげられるが，特につらいとされる吐き気・嘔吐は制吐剤（吐き気止め）でほぼ抑えることが可能である。症状発現時は，直ちに服用し遷延化しないようにするなど早期対応が重要となる。

◎症例2の栄養管理計画を立案してみよう。

栄養状態の判定に必要な情報

FH 食物・栄養に関連した履歴	
AD 身体計測	
BD 生化学データ，臨床検査と手順	
PD 栄養に焦点を当てた身体所見	
CH 個人履歴	

1）収集した情報に基づく栄養状態の評価（栄養アセスメント）

2）栄養状態の判定（栄養診断）

栄養診断コード：

S：

E：

P：

3）栄養介入

① 栄養・食事計画とその実際（栄養・食物の提供）

② 栄養教育・栄養カウンセリング

③ 他の専門職種との連携（栄養ケアの調整）

［栄養ケアの調整］

4）栄養モニタリングと評価

14. 消化器術前・術後

症例 1

67 歳，男性，無職（元会社員）

主　訴

食道がんによる狭窄・つかえ感がある。急いで食べると吐いてしまい，気分も沈みがちである。
手術に対する不安感がある。

既 往 歴

57 歳 高尿酸血症（尿酸排泄促進薬　内服）

現 病 歴

　3 か月前より胸部の違和感があったが放置していた。2 か月前から，つかえ感，胸痛が強くなって
きたため受診したところ，胸部食道がんとの診断。
　術前化学療法を実施することになり，現在，1 コースを終了。
　1 か月後に食道亜全摘，消化管再建手術，腸瘻造設術を施行予定のため，周術期における集学的管
理（ERAS®[*1]）目的のため，周術期管理チームが介入する。

身 体 所 見

身長 170 cm
体重 59 kg ［20 歳時 63 kg，最高 75 kg（55 歳），最低 現在］
通常時体重（UBW）65 kg ［3 か月前頃より減少］　　　BMI 20.4 kg/m² 　　血圧 116/78 mmHg

体組成測定結果

体脂肪率 15%　脂肪量 8.9 kg　除脂肪量 50.1 kg　基礎代謝量 1,276 kcal

検 査 所 見

ヘモグロビン（Hb）	12.8	g/dL	尿酸（UA）	5.9	mg/dL
総たんぱく（TP）	5.6	g/dL	C反応性たんぱく（CRP）	0.4	mg/dL
アルブミン（Alb）	3.2	g/dL			

生活および栄養・食事摂取状況

食事：独居のため，全粥とみそ汁程度は調理するものの，主菜・副菜はスーパーなどの惣菜を利用し
　　　ている。全粥軽く茶碗 1 杯，汁物，豆腐や納豆，卵料理など 1 品，軟らかい野菜煮物小皿 1
　　　杯の組み合わせが多い。固形物は豆腐，納豆，卵料理，軟らかいいもや大根の煮物などは，少
　　　しずつよく噛んで食べるようにすれば飲み込めるが，時間がかかるため，通常量に比較し 1/2
　　　量程度に減少。食事に対する不安があり，これでは栄養が足りないと，食間にゼリーやアイス
　　　クリーム，牛乳などの半固形および流動食品を努めてとるようにしている。受診時にすすめら
　　　れた免疫賦活経腸栄養剤[*2]は嗜好に合わず，微量栄養素強化飲料 1 本/日を付加。
1 日のエネルギー・栄養素摂取量：（食事＋牛乳や強化飲料など）1,400 kcal，たんぱく質 45 g
飲酒：なし（診断前は，日本酒 3 ～ 5 合／日）
喫煙：なし（診断前は，20 ～ 30 本／日）
活動：外出は買い物程度。座位またはゆっくりと横になり過ごすことが多い。

＊ 1　ERAS®：Enhanced Recovery After Surgery の略。術後の早期回復，安全性の向上，合併症の
減少などを目的として，術後の早期回復のためのさまざまな方策をエビデンスに基づき，術前・術中・
術後を通して総合的に全身状態を管理する集学的医療法。
＊ 2　免疫賦活経腸栄養剤：侵襲時に要求が高まる物質や炎症反応抑制物質，侵襲による消化管上皮の萎
縮を防止する物質などを添加・強化した栄養剤。アルギニン，核酸，グルタミン，n-3 系多価不飽和脂
肪酸（EPA，DHA）などが含まれる。

●疾患の理解

　がん患者は，食物の通過障害，代謝異常，告知による精神的ストレスなどにより，術前から

栄養状態が低下するケースがみられる。特に，食道がん患者は，腫瘍による通過障害や胸痛，術前化学療法の影響による食欲不振などにより，経口摂取量が低下している場合がある。さらに，アルコール多飲・喫煙歴なども問題となるケースが多く，日頃の食生活をはじめ，生活環境や本人の認識自体の改善が必要な者も少なくない。術前における栄養障害は，術後合併症の増加，予後の悪化につながるため，適切な栄養介入が重要となる。低栄養が手術に与える影響として，循環血漿量維持困難や肺水腫，創傷治癒障害，電解質異常による循環不全，また，脱水も循環動態に大きな影響を及ぼす。

必要な情報の収集

①臨床診査（問診・身体観察）から

　主訴：狭窄・つかえ感，摂取量低下，体重減少

　既往歴：高尿酸血症

②身体計測から

　身長 170 cm　　体重 59 kg　　UBW 65 kg　　IBW 63.6 kg　　BMI 20.4 kg/m²

　体重減少率 9.2%（3 か月）　　体脂肪率 15%

③臨床検査から

　Hb 12.8 g/dL　　Alb 3.2 g/dL　　CRP 0.4 mg/dL

④生活および栄養・食事摂取状況から

　食事：全粥・軟菜をよく噛めば摂取可。半固形・流動食品摂取可

　1 日のエネルギー・栄養素摂取量：エネルギー 1,400 kcal，たんぱく質 45 g

　飲酒：なし（診断前は，日本酒 3 〜 5 合 / 日）

　喫煙：なし（診断前は，20 〜 30 本 / 日）

　活動：歩行可能であるが，座位または仰臥位で過ごすことが多い

⑤治療歴から

　尿酸排泄促進薬

表Ⅲ-14　栄養状態の判定に必要な情報

FH 食物・栄養に関連した履歴	摂取量低下：全粥軟菜（通常量 5 割），間食 1 日のエネルギー・栄養素摂取量：1,400 kcal，たんぱく質 45 g 尿酸排泄促進薬　内服
AD 身体計測	BMI 20.4 kg/m²，体重減少率：9.2%（3 か月）
BD 生化学データ，臨床検査と手順	Hb 12.8 g/dL，Alb 3.2 g/dL
PD 栄養に焦点を当てた身体所見	狭窄・つかえ感
CH 個人履歴	高尿酸血症，術前化学療法（食道亜全摘），胸部食道がん

1）収集した情報に基づく栄養アセスメント

　基礎代謝量および活動・傷害因子に対してエネルギー・栄養素補給量が低下しており，高度

な体重減少，Hb および Alb が低値であることから低栄養状態が認められる。

２）栄養状態の判定（栄養診断）

栄養診断コード：NI-5.3 たんぱく質・エネルギー摂取量不足

S：体重減少率 5% 以上，Hb 12.8 g/dL 低値，Alb 3.2 g/dL 低値がみられることから，

E：食道狭窄によるつかえ感を起因とする食事摂取に対する不安が原因となった

P：たんぱく質・エネルギー摂取量不足である。

３）栄 養 介 入

① 栄養・食事計画とその実際（栄養・食物の提供）

標準体重をもとに，必要エネルギー量は Harris-Benedict の式で求めた基礎エネルギー消費量×活動係数（1.3 ～ 1.4）×ストレス係数（1.1 ～ 1.3）で算出。

たんぱく質量は 1.0 ～ 1.2 g/IBWkg/日を目標とする。

水分は 30 ～ 35 mL/kg/ 日とし，嘔吐が頻発する場合は付加を検討する。

・エネルギー：2,000 kcal（BEE 1,276 kcal × 1.3 × 1.2 = 1,991 kcal）

・たんぱく質：80 g（IBW 63.6 kg × 1.2 g = 76.3 g）

・水分：1,800 mL（BW 59 kg × 30 mL = 1,770 mL）

半固形・流動形態だけでなく，全粥・軟菜レベルは十分な咀嚼であれば摂取可であるため，市販惣菜の利用を含め栄養価の高い食品を選択する。

必要に応じて間食の利用などで不足のエネルギー・栄養素の補給をする。

② 栄養教育・栄養カウンセリング

狭窄に対し，工夫しながら摂取しているものの栄養不足が継続している。目標摂取量および摂取方法についての具体的な説明とともに，精神面への介入も行う。術前化学療法にて徐々に狭窄が改善されること，術前の良好な栄養管理はその後の回復に影響することなど前向きな気持ちで取り組めるよう本人を注意深く観察の上，説明を実施する。

③ 他の専門職種との連携（栄養ケアの調整）

主治医，看護師，臨床心理士らと情報交換を行う。

・医師との連携：エネルギー・栄養素補給量・摂取状況，本人の理解・実行力

・看護師との連携：食事摂取状況，生活上の問題点，本人の様子

・臨床心理士との連携：食事に対する不安感への対応

[栄養ケアの調整]

軟らかい料理，半固形・流動食品であれば摂取可能であるため，その他のメニューや市販品利用の紹介，簡単な調理法などについての提案を実施する。1 食当たりの増量が困難な場合は，間食の併用，たんぱく質食品など栄養価の高い食品の選択，栄養補助食品利用なども検討する。

４）栄養モニタリングと評価

以下の項目について定期的にモニタリングをし，再評価を行う。

[モニタリング項目]

①食事摂取量　②体重　③ Hb および Alb　④食事摂取時のつかえ感

症 例 2

63 歳，男性，会社役員

主　訴

つかえ感，むせ。食事をとることが億劫である。

既 往 歴

50 歳 高血圧症（カルシウム拮抗薬　内服）

現 病 歴

　1 年前，つかえ感を訴え近医を受診したところ，胸部食道がんと診断された。根治目的に化学放射線療法を施行し，経過を観察していた。放射線照射による食道炎にて食事摂取量・体重は減少した。治療後，食道炎の回復とともに摂取量および体重も増加傾向にあった。しかし，再発が認められたため，2 か月前，食道亜全摘，胸骨後経路頸部食道胃管再建術，腸瘻造設術にて根治手術を施行した。

　術後，全身状態悪化に伴う肺炎および縫合不全を合併したが，その間，腸瘻からの経腸栄養剤投与および末梢静脈栄養法により栄養管理を実施。反回神経麻痺により，嚥下造影検査（VF）*1，嚥下内視鏡検査（VE）*2 にて摂食嚥下障害を認める。術後 14 日目から経口摂取を開始。ゼリー食から食事が開始され問題なく摂取。その後，消化管術後食も段階的に食上げされ，食事は 5 割程度を摂取可。ややむせあり，経腸栄養剤併用にて術後 1 か月後に退院となった。

　本日，退院 1 か月後の外来受診で，妻と栄養食事指導を実施。吻合部浮腫がみられる。

身 体 所 見

身長 167 cm
体重 61 kg ［20 歳時 65 kg，最高 70 kg（49 歳），最低 現在］
通常時体重（UBW）70 kg ［FP-RT 終了時 4 kg，手術退院時 3 kg，退院 1 か月後 2 kg 減少］
BMI 21.9 kg/m^2　　血圧 108/70 mmHg

体組成測定結果

体脂肪率 18%　　　脂肪量 11.0 kg　　　除脂肪量 50.0 kg　　　基礎代謝量 1,315 kcal

検 査 所 見

ヘモグロビン（Hb）	10.2	g/dL	アルブミン（Alb）	3.0	g/dL
総コレステロール（TC）	167	mg/dL	C反応性たんぱく（CRP）	2.8	mg/dL
総たんぱく（TP）	5.4	g/dL			

生活および栄養・食事摂取状況

食事：病院食に準じた消化管術後食を半量摂取。つかえ感や嚥下障害のため食事量の増加がなかなか
　　　図れず，退院時より量の変化なし。妻の説得にも応じない頑固な性格で，経腸栄養剤を拒み，
　　　その代わりに食間に牛乳をコップ 2 ～ 3 杯 / 日飲むようにしている。
1 日のエネルギー・栄養素摂取量：（食事＋菓子や牛乳など）1,000 kcal，たんぱく質 40 g
飲酒：なし（診断前は，ビール大瓶 2 本 / 日）
喫煙：なし（診断前は，20 本 / 日）
活動：座位またはゆっくりと横になり過ごすことが多い。時々 10 分程度の散歩。

＊1　嚥下造影検査（VF）：造影剤（バリウム）を含む液体や半固形・固形物を摂取させ，嚥下動態を X 線透視装置で録画・観察し，摂食嚥下障害の診断を行う。

＊2　嚥下内視鏡検査（VE）：鼻腔からファイバースコープを挿入し，嚥下時の咽頭・喉頭の様子を観察する。実際の食品を用い，直視下に食塊・唾液・痰などの通過・残存状態を確認可能。ただし，嚥下の瞬間や準備期・口腔期の観察ができない。

◎症例2の栄養管理計画を立案してみよう。

栄養状態の判定に必要な情報

FH 食物・栄養に関連した履歴	
AD 身体計測	
BD 生化学データ，臨床検査と手順	
PD 栄養に焦点を当てた身体所見	
CH 個人履歴	

1）収集した情報に基づく栄養状態の評価（栄養アセスメント）

2）栄養状態の判定（栄養診断）

栄養診断コード：

S：

E：

P：

3）栄養介入

① 栄養・食事計画とその実際（栄養・食物の提供）

② 栄養教育・栄養カウンセリング

③ 他の専門職種との連携（栄養ケアの調整）

[栄養ケアの調整]

4）栄養モニタリングと評価

15. 摂食嚥下障害

症例 1

80 歳代，男性，無職

主　　訴

体重減少

既　往　歴

75 歳 下腿潰瘍
80 歳 静脈瘤
84 歳 貧血，うっ滞性皮膚炎

現　病　歴

　朝，胸が苦しいなどの胸部不快感を自覚し，経過観察するが呼吸困難の改善が認められず，救急要請して近隣の大学病院に救急搬送された。誤嚥性肺炎の所見があり，そのまま大学病院に入院となった。入院時は禁食であったが，翌日より嚥下リハビリテーションが開始され，嚥下機能の低下はあるがゼリーなら食事開始できるとの判断で水分補給用ゼリーが開始となった。全身状態が落ち着き，言語聴覚士と理学療法士による嚥下訓練でミキサー食をむせや食後の悪心*1・嘔吐*2 なく摂取できるようになったため，この度リハビリテーション目的のために当院に転院となった。「早く家に帰りたい」と嚥下リハビリテーションは熱心に行っている。

身　体　所　見

身長 145.5 cm　　体重 43.4 kg［20 歳時 50 kg，最高 53 kg（50 歳），最低：現在］
通常時体重（UBW）48 kg［1 か月前より減少］　　BMI 20.5 kg/m²

体組成測定結果

体脂肪率 13%　　脂肪量 5.6 kg　　除脂肪量 37.8 kg　　基礎代謝量 811 kcal

検　査　所　見

ヘモグロビン（Hb）	10.6	g/dL	アルブミン（Alb）	2.8	g/dL
総たんぱく（TP）	7.6	g/dL	C反応性たんぱく（CRP）	1.95	mg/dL

生活および栄養・食事摂取状況

生活：家族とは疎遠のため独居で，週 2 日ヘルパーを利用して生活していた。足腰が悪く，買い出しにも満足に行けない。
食事：自宅ではここ 1 か月レトルト粥しか食べていない状況であった。ヘルパー訪問時に用意してもらった食事も咀嚼に時間がかかったり飲み込みにくかったりしてあまり手をつけず，大学病院に入院以前の食事摂取状況はきわめて悪かった。大学病院では嚥下訓練を行いながらミキサー食を摂取していた（1,200 kcal/日，たんぱく質 50 g/日，脂質 30 g/日）。食事は細かい動作を一部介助が必要であるが，食器の蓋を開けてあげれば，自分で食べることができる。やせてしまい現在は義歯が合わない。
飲酒：なし
喫煙：なし
活動：入院中はふらつきが見られるため，点滴台を杖代わりにしているが，夜間の排尿は尿瓶を使用している。自力で車椅子に移ることはできるが，見守りが必要である。

＊1　悪心：嘔吐に先行する吐き気や胸のむかつき，不快感のこと。
＊2　嘔吐：胃の内容物を口から吐くこと。

●疾患の理解

　摂食嚥下障害とは，種々の原因によって摂食嚥下機能が損なわれること。誤嚥性肺炎の原因となり，栄養摂取に経管栄養や胃瘻を必要とすることがある。

　誤嚥性肺炎は，細菌が唾液や胃液と共に肺に流れ込んで生じる肺炎である。高齢者の肺炎の

70%以上が誤嚥に関係しているといわれている。また，寝たきり状態などの安静状態が長期に渡って続くことによって，さまざまな心身の機能低下が起こる場合も多い。

必要な情報の収集

①臨床診査（問診・身体観察）から

　主　訴：体重減少

　既往歴：下腿潰瘍，静脈瘤，貧血

②身体計測から

　身長 145.5 cm　　体重 43.4 kg　　IBW 46.6 kg　　BMI 20.5 kg/m²

　UBW 48 kg　　%UBW 90.4%　　体重減少率 9.6%/1 か月　　体脂肪率 13%

③臨床検査から

　Hb 10.6 g/dL　　Alb 2.8 g/dL　　CRP 1.95 mg/dL

④生活および栄養・食事摂取状況から

　　独居，家族とも疎遠。足腰悪く，買い物も困難な状況

　　自宅ではここ 1 か月レトルト粥しか食べておらず，ヘルパー訪問時に用意してもらった食事も食べにくくてあまり手をつけていなかった。大学病院では嚥下訓練を行いながらミキサー食を摂取していた（1,200 kcal/日，たんぱく質 50 g/日）。義歯が合わない

表Ⅲ-15　栄養状態の判定に必要な情報

FH 食物・栄養に関連した履歴	ミキサー食（主食全粥） 1 日のエネルギー・栄養素摂取量：1,200 kcal, たんぱく質 50 g, 脂質 30 g 自宅では，週 2 回ヘルパーが食事の用意をしてくれていたが，食べにくくてレトルト粥のみ摂取。
AD 身体計測	BMI 20.5 kg/m², 体重減少率 9.6%/1 か月
BD 生化学データ，臨床検査と手順	Hb 10.6 g/dL, Alb 2.8 g/dL, CRP 1.95 mg/dL
PD 栄養に焦点を当てた身体所見	摂食嚥下機能低下，義歯の不適合
CH 個人履歴	貧血の既往あり 独居，買い物も困難（ヘルパーが週 2 回）

1）収集した情報に基づく栄養状態の評価（栄養アセスメント）

　1 日の推定必要量　エネルギー 1,300 kcal〔25 ～ 30 kcal/IBWkg/ 日，または Harris-Benedict の式より求めた基礎エネルギー消費量×活動係数（1.2 ～ 1.3)×ストレス係数（1.2 ～ 1.3)〕，たんぱく質量 60 g（1.1 ～ 1.5 g/IBWkg/日）に対して，現在の摂取量はエネルギー 1,200 kcal，たんぱく質 50 g と不足している。自宅では主食のみの食事をしていて，体重が 1 か月前より 9.6% も減少しており，Alb および Hb 低値であることから低栄養状態が認められる。義歯が合わないこと，現在摂取可能な食形態はミキサー食であることを考慮した栄養食事管理が必要である。

2）栄養状態の判定（栄養診断）

　栄養診断コード：NI-5.3 たんぱく質・エネルギー摂取量不足

S：体重減少率9.6%/1か月，Hb 10.6 g/dL 低値，Alb 2.8 g/dL 低値であることから

E：摂食嚥下機能低下に適応した食事摂取ができなかったことを原因とする

P：たんぱく質・エネルギー摂取量不足である。

3）栄養介入

① 栄養・食事計画とその実際（栄養・食物の提供）

まずは以下の1日摂取量を目標としたミキサー食とする。

- ・エネルギー：1,300 kcal
- ・たんぱく質：60 g
- ・水分：1,300 mL（BW × 30 mL）　水分は必要に応じてとろみをつける

貧血の既往もあるが，極端な鉄分付加はせず，摂食嚥下機能も考慮に入れて鉄強化等の栄養補助食品を朝・昼2回併用する。食事は本人の嗜好も考慮して食べやすい食事とする。

② 栄養教育・栄養カウンセリング

摂食嚥下機能に見合った食形態で摂取しなければ，再度誤嚥性肺炎を引き起こすリスクが高いことを十分理解させ，安易に食べたいものを食べないように教育する必要がある。栄養効率の高い食事や，食事摂取量が低下した際の栄養補助食品による補食の重要性も含め，適した形態と調理上の工夫・料理，誤嚥しやすい食品等，本人とヘルパーに対して栄養教育をする。また，買い物が困難であるため，保存可能な食品の購入等についても本人の意思を尊重しながら検討する。

③ 他の専門職種との連携（栄養ケアの調整）

主治医（呼吸器内科医師），歯科医師，看護師，言語聴覚士らと情報交換を行う。

- ・医師との連携：摂食嚥下の状態とエネルギー・栄養素摂取量の過不足の状況に見合った栄養補給法
- ・歯科医師との連携：義歯調整等
- ・看護師との連携：摂食嚥下の状態と食事摂取状況，自宅での生活状況
- ・言語聴覚士との連携：嚥下リハビリテーションの状況

［栄養ケアの調整］

嚥下リハビリテーションによる摂食嚥下機能の改善状態と食事摂取量および栄養補助食品の摂取量，リハビリテーションでのエネルギー消費量などに応じて食事の内容の見直しを行う。相対的にエネルギー量やたんぱく質量が不足している場合は，食事内容の見直しや併用する栄養補助食品の種類や量の変更を提案する。

4）栄養モニタリングと評価

以下の項目について定期的にモニタリングをし，再評価を行う。

［モニタリング項目］

- ① 体重
- ② Alb および Hb
- ③エネルギー・栄養素摂取量
- ④摂食嚥下機能

症 例 2

60 歳代，男性，無職（元　大工）

主　訴

食欲不振。食事も水分もほとんどとれなかった。

既 往 歴

50 歳 高血圧症（内服なし）
52 歳 肝機能障害，痛風（内服なし）
60 歳 脳梗塞

現 病 歴

　高血圧症と痛風のため，近くのクリニックへ通院していた。痛風のため仕事ができなくなり辞めて以降，昼間から酒を飲む生活を半年ほど続けていた。半年間でかなりやせてしまい，ひげも剃れず歩く元気もないため家族が他の医院を受診させたところ，認知症の可能性を指摘されていた。数日前，家族に電話で「食欲不振で，満足に飲み食いしていない」と話していた。心配した家族が家に様子を見に行った際に倒れているのを発見した。意識レベル低下，体動困難であったため救急要請し病院に搬送された。
　今回，高度の脱水症と栄養障害によるるい痩の治療目的のため緊急入院となった。入院時は摂食嚥下障害もあるため，禁食（とろみをつけた飲水は可）とし，補液から開始された。リフィーディング症候群*に注意しながら徐々にエネルギーアップを図り，意識がしっかりしてきたため経口摂取（食事）を開始することになった。数日前から食事，水分の摂取ができていなかったので，急激な食上げはせず，口腔内環境整備ののち，食形態を調整したゼリー食より開始して，7 分粥ミキサー＋ゼリーを経て，ようやく主食全粥ミキサーのミキサー食へ食上げとなったが，5 割程度の摂取である。水分摂取にはとろみが必要である。

身 体 所 見

身長 163.2 cm　　体重 46.6 kg［20 歳時 55 kg，最高 58 kg（50 歳），最低：現在］
通常時体重（UBW）54.5 kg［6 か月前より減少］
BMI 17.5 kg/m²　　KH 49.0 cm　　AC 21.0 cm　　TSF 7.0 mm　　血圧 145/84 mmHg

体組成測定結果

体脂肪率 18%　　脂肪量 8.4 kg　　除脂肪量 38.2 kg　　基礎代謝量 1,079 kcal

検 査 所 見

ヘモグロビン（Hb）	12.8	g/dL	アルブミン（Alb）	4.9	g/dL
総たんぱく（TP）	8.5	g/dL	C反応性たんぱく（CRP）	0.09	mg/dL

生活および栄養・食事摂取状況

生活：一人暮らし
食事：以前からビールが好きで，飲むときは食事を抜いて飲んでいた。夏場は暑かったので昼間から
　　　飲むことも多く，自宅では食事らしいものは食べていなかった。
　　　歯は数本しか残存していない。現在，主食全粥ミキサーのミキサー食を 5 割程度の摂取。水
　　　分摂取にはとろみが必要。
1 日のエネルギー・栄養素摂取量：エネルギー 750 kcal，たんぱく質 30 g
飲酒：不明（おそらく大量飲酒あり）
喫煙：なし
活動：言語聴覚士による摂食嚥下訓練と理学療法士による歩行能力向上訓練を毎日実施して，廃用症
　　　候群を予防している。トイレには行けないため，おむつを着用している。

＊　リフィーディング症候群：慢性的な栄養不良状態が続いている患者に積極的な栄養補給を行うことにより発症する一連の代謝合併症の総称をいう。

◎症例2の栄養管理計画を立案してみよう。

栄養状態の判定に必要な情報

FH 食物・栄養に関連した履歴	
AD 身体計測	
BD 生化学データ，臨床検査と手順	
PD 栄養に焦点を当てた身体所見	
CH 個人履歴	

1）収集した情報に基づく栄養状態の評価（栄養アセスメント）

2）栄養状態の判定（栄養診断）

栄養診断コード：

S：

E：

P：

3）栄 養 介 入

① 栄養・食事計画とその実際（栄養・食物の提供）

② 栄養教育・栄養カウンセリング

③ 他の専門職種との連携（栄養ケアの調整）

［栄養ケアの調整］

4）栄養モニタリングと評価

16. 低栄養・褥瘡

症例 1

76 歳，女性，無職

主　　訴

臀部の痛み。

既　往　歴

50 歳 高血圧症（カルシウム拮抗薬　内服）
52 歳 右手根管症候群
74 歳 右鼠径ヘルニア
75 歳 腰椎圧迫骨折，貧血，骨髄腫疑い

現　病　歴

　多発性骨髄腫[*1]のため外来で放射線治療を実施していた。疼痛管理目的で鎮痛薬を服用していたところ，意識もうろう状態から体動困難により長時間にわたり同じ体位で生活していたことが原因で，仙骨部に 3.1 cm × 2.2 cm のⅢ度褥瘡[*2]が発生した。深さは皮下組織まで達しており，上方に向けて 4.6 cm × 4.7 cm のポケットがある。また，両下肢の著明な浮腫も認められた。
　褥瘡による疼痛が強く，活動性は低下気味である。リハビリテーションによる筋力増強訓練，立位・歩行訓練と関節可動域訓練を予定している。

身 体 所 見

身長 144 cm　　体重 42 kg［20 歳時 43 kg，最高 52 kg（50 歳），最低：現在］
通常時体重（UBW）44.5 kg［3 か月前より減少］　　BMI 20.3 kg/m²　　血圧 139/80 mmHg

体組成測定結果

体脂肪率 30%　　脂肪量 12.6 kg　　除脂肪量 29.4 kg　　基礎代謝量 966 kcal

検 査 所 見

ヘモグロビン（Hb）	8.3	g/dL	アルブミン（Alb）	3.1	g/dL
総たんぱく（TP）	5.8	g/dL	C反応性たんぱく（CRP）	1.05	mg/dL

生活および栄養・食事摂取状況

食事：デイサービスで提供されていた昼食は味付けの好みが合わず，ほとんど食べていなかった。間食を出されても食べる習慣がなく，食事摂取量は少ない状態が長く続いていた。入院時の食事は常食小盛で（主食は全粥小盛）だが，食欲はなく摂取量はほぼ半分である。嗜好上の問題で，朝食の牛乳はヨーグルトに変更となっている。
1 日のエネルギー・栄養素摂取量：900 kcal，たんぱく質 35 g
飲酒：なし
喫煙：なし
活動：もともと筋力の低下，膝関節痛があり，杖を使用して生活しているが，ふらつきなく歩行できている。日中はベッドに端座位（ベッドの横に足を下ろした体位）になり過ごすことが多い。杖を使用してトイレまで歩行することは可能である。

*1　多発性骨髄腫：骨髄の中の形質細胞ががん化し，全身の骨を壊していく病気。高カルシウム血症・貧血・腎障害・骨病変などを認める症候性骨髄腫が最も患者数が多く，化学療法を中心とした治療が行われる。
*2　Ⅲ度褥瘡：褥瘡の深達度を表す分類の 1 つである NPUAP 分類のステージⅢ（皮下組織までの損傷）。

●疾患の理解

　骨の突出した部位の皮膚・皮下組織などが圧迫されることで局所の血行障害をきたし，壊死が生じた状態である。

　低栄養や活動低下も褥瘡発生要因のひとつであり，寝たきり高齢者，脳卒中，脊髄損傷患者など，自らの意志で体位の変換ができない患者が多い。好発部位は，仙骨部，座骨結節（大転子部付近），足踵部，肩甲骨部，腸骨部である。

　主疾患以外に糖尿病などがあると褥瘡治癒過程に悪影響を及ぼす。

　褥瘡患者の安静時熱量消費量はしばしば亢進しており，これに見合うエネルギー量とたんぱく質量を補う必要がある。

必要な情報の収集

①臨床診査（問診・身体観察）から

　臀部疼痛，両下肢浮腫，褥瘡

　骨髄腫，貧血，高血圧症の既往あり

②身体計測から

　身長 144 cm　　体重 42 kg　　BMI 20.3 kg/m² 　　IBW 45.6 kg

　UBW 44.5 kg　　%UBW 94.4%　　体重減少率 5.6%/3 か月

　体脂肪率 30%　　基礎代謝量 966 kcal

③臨床検査から

　Hb 8.3 g/dL　　Alb 3.1 g/dL　　CRP 1.05 mg/dL

④生活および栄養・食事摂取状況から

　食事：入院前の食事摂取量は少なかった

　　　　　現在は常食小盛（主食は全粥小盛）をほぼ半分摂取

　　　　　牛乳は嫌いでヨーグルトに変更

　1 日のエネルギー・栄養素摂取量：エネルギー 900 kcal，たんぱく質 35 g

　飲酒：なし

　喫煙：なし

　活動：杖を使用して生活。日中はベッドに端座位になり過ごすことが多い。リハビリテーションによる筋力増強訓練，立位・歩行訓練と関節可動域訓練の予定がある

⑤治療歴から

　カルシウム拮抗薬　内服

表Ⅲ-16　栄養状態の判定に必要な情報

FH 食物・栄養に関連した履歴	1日のエネルギー・栄養素摂取量：900 kcal，たんぱく質 35 g 常食小盛（主食は全粥小盛）をほぼ半分摂取。牛乳は嫌いでヨーグルトに変更。
AD 身体計測	BMI 20.3 kg/m²，%UBW 94.4%，体重減少率 5.6%/3 か月
BD 生化学データ，臨床検査と手順	Hb 8.3 g/dL，Alb 3.1 g/dL
PD 栄養に焦点を当てた身体所見	Ⅲ度褥瘡（仙骨部），貧血，両下肢の浮腫 膝関節痛あり，杖を使い移動
CH 個人履歴	多発性骨髄腫，高血圧症の既往

1）収集した情報に基づく栄養アセスメント

　1日の推定必要量　エネルギー 1,400 kcal〔(25〜30 kcal/IBWkg/日，または Harris-Benedict の式より求めた基礎エネルギー消費量×活動係数：1.2〜1.3)×ストレス係数：1.2〜1.3)〕，たんぱく量 60 g（1.1〜1.5 g/IBWkg/日）に対して，現在の摂取量は 900 kcal，たんぱく量 35 g と不足の状態である。また，体重減少率が3か月で5.6%，Alb および Hb も低値であることから低栄養状態が認められる。体重は 42 kg（BMI 20.3 kg/m²）であるが，両下肢の著明な浮腫を考慮すると実際はもう少し減少している可能性が考えられる。

2）栄養状態の判定（栄養診断）

　栄養診断コード：NI-5.3 たんぱく質・エネルギー摂取量不足

　S：体重減少率 5.6%/3 か月，Hb 8.3 g/dL 低値，Alb 3.1 g/dL 低値から

　E：食物・栄養関連の知識不足を原因とする

　P：たんぱく質・エネルギー摂取量不足である。

3）栄 養 介 入

① 栄養・食事計画とその実際（栄養・食物の提供）

以下のエネルギー・栄養素量，水分量を目標とする。

　・エネルギー：1,400 kcal/日

　・たんぱく質：60 g/日

　・創傷治癒促進に関与する微量元素も不足しないようにする。

　・水分：1,300 mL/日（BW 42 kg × 30 mL/kg）

高血圧症の既往があるが，食事摂取量が少ない状況であるため，極端な減塩食とはせず，本人の嗜好も考慮し食べやすい食事とする。食事摂取量はあまり摂れない状況であるため，半消化態栄養剤（200 kcal）を毎食併用して必要エネルギー・栄養素量を充足する。

② 栄養教育・栄養カウンセリング

褥瘡治療に必要となる栄養素および必要量や摂取の方法等，栄養食事療法の基本について，本人と家族に対して栄養教育の必要がある。栄養効率の高い食事や，食事摂取量が低下した際の経腸栄養剤による補食の重要性については家族に対しても説明を行う。

③ 他の専門職種との連携（栄養ケアの調整）

主治医（皮膚科医師），看護師，理学療法士らと情報交換を行う。

- 医師との連携：褥瘡の状態とエネルギー・栄養素摂取量の過不足の状況に見合った栄養補給法
- 看護師との連携：褥瘡の状態と食事摂取状況，排便の状況，家族の様子
- 理学療法士との連携：リハビリテーションの状況

［栄養ケアの調整］

　褥瘡の状態や食事摂取量，半消化態栄養剤の飲用量，リハビリテーションでのエネルギー消費量等の確認を行い，相対的にエネルギーやたんぱく質が不足していた場合は，食事内容の見直しや併用する経腸栄養剤の種類や量の変更を提案する。

４）栄養モニタリングと評価

以下の項目について定期的にモニタリングをし，再評価を行う。

［モニタリング項目］

- ①体重
- ② Alb および Hb
- ③食事摂取量
- ④浮腫

症例 2

90 歳，男性，無職

主　訴

食欲不振

既　往　歴

60 歳 糖尿病（経口血糖降下薬　内服）
70 歳 心筋梗塞
80 歳 アルツハイマー型認知症

現　病　歴

　高齢者福祉施設に入所していたが，糖尿病は比較的落ち着いていた。食事は介助にて摂取していたが，誤嚥することが以前よりも多くなり，徐々に食事摂取量も少なくなっていた。本人もあまり食べたがらないので，半量程度で食べ終わる日が続いていた。発熱があり食事もほとんど食べられなくなり近医を受診した。吸引したところ，夕食のおかず（とろろ）が吸引され，誤嚥性肺炎が疑われた。その数日後，呼吸状態が悪化して大学病院の救急病棟に入院となった。入院の数日前より寝たきりだったため，仙骨部に褥瘡があった。WOC ナース（皮膚・排泄ケア認定看護師）のラウンド時に詳しく観察したところ，仙骨部に 2.8 cm × 1.6 cm の黒色壊死，0.5 cm × 1.0 cm と 1.3 cm × 1.1 cm の真皮までの損傷が確認された。
　状態が安定したため一般病棟へ転棟となり，ミキサー食が開始となった。

身　体　所　見

身長 154 cm　　体重 42 kg［20 歳時 55 kg，最高 62 kg（60 歳），最低：現在］
通常時体重（UBW）48 kg［6 か月前より減少］　　BMI 17.7 kg/m^2　　血圧 149/68 mmHg

体組成測定結果

体脂肪率 14%　　脂肪量 5.9 kg　　除脂肪量 36.1 kg　　基礎代謝量 775 kcal

検　査　所　見

ヘモグロビン（Hb）	10.9	g/dL	アルブミン（Alb）	2.6	g/dL
総たんぱく（TP）	4.8	g/dL	C反応性たんぱく（CRP）	2.81	mg/dL

生活および栄養・食事摂取状況

食事：高齢者福祉施設に入所する以前から糖尿病の食事療法は継続しており，飲酒や間食は全くしていなかった。そのため，食事摂取量が少ないときに栄養補助食品を勧めても甘いゼリー類は食べず，介助者を困らせることも多かった。現在は，ミキサー食（主食は全粥ミキサー）と不足分を補う必要性を十分に栄養教育したうえで朝・昼食時に栄養補助ゼリー（80 kcal）を 1 個付加して創傷治癒促進を促している。誤嚥の危険性はみられないが，高齢であり体力的にも咀嚼力向上は見込めず，これ以上の食上げは困難な状況である。
1 日のエネルギー・栄養素摂取量：1,300 kcal，たんぱく質 50 g
　　　　　　　　　　　　　　　水分 1,200 mL

飲酒：なし
喫煙：なし
活動：日中はベッド上座位で過ごすことが多い（歩くのはトイレに行くときのみ）。

◎症例 2 の栄養管理計画を立案してみよう。

栄養状態の判定に必要な情報

FH 食物・栄養に関連した履歴	
AD 身体計測	
BD 生化学データ, 臨床検査と手順	
PD 栄養に焦点を当てた身体所見	
CH 個人履歴	

1) 収集した情報に基づく栄養状態の評価（栄養アセスメント）

2) 栄養状態の判定（栄養診断）

栄養診断コード：

S：

E：

P：

3) 栄 養 介 入

① 栄養・食事計画とその実際（栄養・食物の提供）

② 栄養教育・栄養カウンセリング

③ 他の専門職種との連携（栄養ケアの調整）

［栄養ケアの調整］

4) 栄養モニタリングと評価

参考文献

2. ２型糖尿病
- 日本糖尿病学会編著：糖尿病治療ガイド2018-2019，文光堂，2018
- 日本糖尿病療養指導士認定機構編著：糖尿病療養指導ガイドブック2016，メディカルビュー社，2016
- 明渡陽子，長谷川輝美，山﨑大治編：カレント臨床栄養学　第2版，建帛社，2018
- 日本糖尿病学会編著：糖尿病食事療法のための食品交換表　第7版，文光堂，2013

3. 脂質異常症
- 寺本民生，佐々木淳編：脂質異常症診療Q&A動脈硬化性疾患予防ガイドラインを実地診療に活かすには，日本医学出版，pp.13-15，170-184，2011
- 石川俊次：脂質異常症の最新治療，主婦の友社，pp.30-31，2012
- 日本動脈硬化学会：動脈硬化性疾患予防のための脂質異常症治療ガイド2013年版　第2版，p.14-17，日本動脈硬化学会，2015
- Hu FB, Willet W：Optimal diets for prevention of coronary heart disease, JAMA, 288, 2569-2578, 2002
- Mozaffarian D：Effects of dietary fats versus carbohydrates on coronary heart disease：a review of the evidence. Curr Atheroscler Reports, 7, 435-445, 2005
- Malik VS and Hu FB：Popular weight-loss diets：from evidence to practice, Nat Clin Pract Cardiovasc Med, 4, 34-41, 2007

4. 炎症性腸疾患（クローン病：CD，潰瘍性大腸炎：UC）
- 松澤佑次監修，伊藤裕章編集：やさしい・クローン病の自己管理，医療ジャーナル社，pp.2-4，8-10，2003
- 医療情報科学研究所編：病気がみえるVol.1消化器，メディックメディア，p.82-85，86-89，2006
- 本田佳子編：トレーニーガイド栄養食事療法の実際．栄養ケアマネジメント　第9版，医歯薬出版，pp.88-90，2013
- 本田佳子編：新臨床栄養学栄養ケアマネジメント　第2版，医歯薬出版，pp.399-403，2013
- 渡邉早苗，寺本房子，松崎政三：三訂　臨床栄養管理　第2版，建帛社，pp.99-100，2015
- 厚生労働科学研究費助成金難治性疾患等政策研究事業：難治性炎症性腸管障害に関する調査研究（鈴木班），潰瘍性大腸炎・クローン病，診断基準・治療指針
- 石川秀樹：潰瘍性大腸炎と上手に付き合う本—病気を理解して上手に付き合えば大丈夫，三雲社，pp.8-13，2010
- 明渡陽子，長谷川輝美，山﨑大治編：カレント臨床栄養学，建帛社，pp.137-139，2015

7. 心　不　全
- 日本循環器学会：循環器病の診断と治療に関するガイドライン2010年改訂版：慢性心不全治療ガイドライン2010年版改訂版，2013年9月13日更新版
- 明渡陽子，長谷川輝美，山﨑大治編：カレント臨床栄養学，建帛社，2015
- 本田佳子編：トレーニーガイド栄養食事療法の実習　栄養ケアマネジメント　第11版，医歯薬出版，2016
- 佐藤和人，本間健，小松龍史編：エッセンシャル臨床栄養学　第8版，医歯薬出版，2016
- 中村丁次，小松龍史，杉山みち子，川島由起子編：健康・栄養科学シリーズ　臨床栄養学　改訂第2版，南江堂，2014
- 福井富穂，加藤昌彦，仲山順子，田村明：イラスト　症例からみた臨床栄養学，東京教学社，2017
- 中村丁次，板倉弘重：事例・症例に学ぶ栄養管理　改訂2版，南山堂，2014
- 本田佳子，松﨑政三編：症例から学ぶ臨床栄養教育テキスト　第3版，医歯薬出版，2016

8. 慢性腎臓病（CKD）
・日本栄養士会監修：栄養管理プロセス，第一出版，2018
・日本腎臓学会：医師・コメディカルのための慢性腎臓病生活・食事指導マニュアル，東京医学社，2015
・日本腎臓学会：慢性腎臓病に対する食事療法基準2014年版，東京医学社，2014
・日本腎臓学会：CKD診療ガイド2012，東京医学社，2012
・明渡陽子，長谷川輝美・山﨑大治編：カレント臨床栄養学　第2版，建帛社，2018
・市川和子，武政睦子編：いざ実践！慢性腎臓病（CKD）の栄養管理，文光堂，2010
・中村丁次，板倉弘重編：事例・症例に学ぶ栄養管理，南山堂，2011
・本田佳子，松﨑政三編：症例から学ぶ臨床栄養教育テキスト増補，医歯薬出版，2012

9. 血液透析
・日本栄養士会監修：栄養管理プロセス，第一出版，2018
・日本腎臓学会：医師・コメディカルのための慢性腎臓病生活・食事指導マニュアル，東京医学社，2015
・日本腎臓学会：慢性腎臓病に対する食事療法基準2014年版，東京医学社，2014
・日本腎臓学会：CKD診療ガイド2012，東京医学社，2012
・中尾俊之編：CKD・透析患者の食事療法と運動療法，医薬ジャーナル社，2016
・明渡陽子，長谷川輝美，山﨑大治編：カレント臨床栄養学　第2版，建帛社，2018
・市川和子，武政睦子編：いざ実践！慢性腎臓病（CKD）の栄養管理，文光堂，2010
・田村智子編：透析ケア2013年夏季増刊　食事療法がまるわかり　透析患者の栄養管理と食事指導，メディカ出版，2013
・川﨑英二編：ニュートリションケア2014年秋季増刊　基準値と異常値で病態を見きわめる検査値読み解き力UPブック，メディカ出版，2014
・中村丁次・板倉弘重編：事例・症例に学ぶ栄養管理，南山堂，2011
・本田佳子・松﨑政三編：症例から学ぶ臨床栄養教育テキスト増補，医歯薬出版，2012

10. 慢性閉塞性肺疾患（COPD）
・日本呼吸器学会COPDガイドライン第4版作成委員会（編）：COPD（慢性閉塞性肺疾患）診断と治療のためのガイドライン第4版，メディカルレビュー社，2013
・日本呼吸器ケア・リハビリテーション学会呼吸リハビリテーション委員会編：呼吸器リハビリテーションマニュアル―患者教育の考え方と実践―，照林社，2007
・日本静脈経腸栄養学会編：静脈経腸栄養ガイドライン　第3版，照林社，2013

11. サルコペニア・廃用症候群
・日本静脈経腸栄養学会編：静脈経腸栄養ガイドライン　第3版，照林社，2013
・原田敦：サルコペニア診療マニュアル，メジカルビュー社，2016
・医療情報科学研究所編：病気がみえるVol.4呼吸器　第2版，メディックメディア，2013

12. 小児食物アレルギー
・宇理須厚雄，近藤直実監修：食物アレルギー診療ガイドライン2012，協和企画，2011
・海老澤元宏編：症例を通して学ぶ　年代別食物アレルギーのすべて，南山堂，2014
・明渡陽子・長谷川輝美・山﨑大治編：カレント臨床栄養学　第2版，建帛社，2018
・厚生労働省：平成22年乳幼児身体発育調査の概況について，2010
・中村丁次，板倉弘重：事例・症例に学ぶ栄養管理　改訂2版，南山堂，2014
・本田佳子，松﨑政三編：症例から学ぶ臨床栄養教育テキスト　第3版，医歯薬出版，2016

15. 摂食嚥下障害，16. 低栄養・褥瘡
・医療情報科学研究所編：ビジュアルノート　第4版，メディックメディア，2012

付録：解答例
—Ⅲ．基本症例による栄養管理　症例2—

この解答例は，あくまでも1つの例である。各自，考えてみよう。

1．肥満症 (p.33)
栄養状態の判定に必要な情報

FH 食物・栄養に関連した履歴	1日のエネルギー・栄養素摂取量：（食事）1,680 kcal，（間食）560 kcal。食事の量・品数多く，揚げ物料理や肉料理が多いが，朝食はパンにジャムやバターと，おかずはハムエッグとブロッコリーなど，また，昼食は漬物と味噌汁などと簡単に済ませる。
AD 身体計測	BMI 32.1 kg/m²，腹囲 98 cm，体脂肪率 43.2%，IBW 53.5 kg，基礎代謝量 1,119 kcal
BD 生化学データ，臨床検査と手順	TG 173 mg/dL，LDL-C 131 mg/dL，尿たんぱく（2+）
PD 栄養に焦点を当てた身体所見	膝痛，腰痛 血圧 138/85 mmHg
CH 個人履歴	高血圧症，脂質異常症

1）収集した情報に基づく栄養アセスメント

　　高齢であることを考慮し，必要エネルギー量1,600 kcal（IBW53.5 kg × 30 kcal = 1,605 kcal）とする。それに対して，摂取エネルギー量は，食事1,680 kcal，間食560 kcalと，摂取エネルギー量過多であり，間食の分が多い。食事は1日3食摂取しているが，朝食はパンにジャムやバターを塗って，おかずはハムエッグとブロッコリーなど，昼食は漬物と味噌汁などで簡単に済ませ，夕食は孫中心の食事のため食事の量・品数が多く，揚げ物料理や肉料理が多い。その結果，脂質過多，野菜不足であり，昼食時は炭水化物の偏食がみられる。

　　膝痛，腰痛および高血圧症と脂質異常症といった肥満に起因ないしは関連する健康障害を合併しており，減量によって症状の改善が期待できる。メタボリックシンドロームによる動脈硬化性疾患のリスク軽減のためにも減量が必要である。

2）栄養状態の判定（栄養診断）

栄養診断コード：NI-1.3 エネルギー摂取量過剰

S：BMI 32.1 kg/m² 高値，血圧 138/85 mmHg 高値，TG 173 mg/dL 高値，LDL-C 131 mg/dL 境界域，尿たんぱく陽性，膝痛，腰痛がみられることから

E：食事のエネルギー量に関する理解不足を原因とする

P：エネルギー摂取量過剰である。

3）栄養介入

①栄養・食事計画とその実際（栄養・食物の提供）

　　高齢なので，標準体重を目指すハードな減量ではなく，まずは現体重の3%減量から開始する。目標摂取量を1,600 kcalにすることで，現在の過食より約600 kcal/日減るの

で，約2kg/月の減量が期待できる。

　　・エネルギー：1,600 kcal　　　たんぱく質：60 g　　　脂質：45 g　　　食塩：6 g未満

　間食量を決めて食べすぎないようにすることと，野菜不足を解消し，脂質を控えることで摂取エネルギー量をコントロールする。

②栄養教育・栄養カウンセリング

　肥満に伴う健康障害についての教育および間食の目安量を含めた具体的な栄養教育が必要である。認知行動療法によって行動変容を促す。孫に合わせた食事内容により脂質過多および野菜不足となっているので，本人と家族に教育し，脂質過多と野菜不足を改善することでエネルギーコントロールするよう促す。

③他の専門職種との連携（栄養ケアの調整）

　医師，看護師，理学療法士，臨床心理士らと情報交換を行う。

　　・医師との連携：減量の評価，肥満関連合併症の評価，治療方針の確認
　　・看護師との連携：生活習慣の修正についての評価，身体活動量の評価，体調および栄養状態についての評価
　　・理学療法士との連携：腰痛や膝痛に対するリハビリテーションの状況
　　・臨床心理士との連携：認知行動療法の評価，行動変容の評価

［栄養ケアの調整］

　減量が肥満症の各疾患にどう影響しているか，減量の成果をフィードバックして動機づけを強める。減量目標を達成することによる成功体験から自己効力感を得る。栄養食事療法による満足度の低下やストレスの評価をし，必要に応じてエネルギー量や食品構成を見直すなどして，栄養食事療法が継続できるように促す。

4）栄養モニタリングと評価

　以下の項目について定期的にモニタリングをし，再評価を行う。

　［モニタリング項目］
　　①体重（BMI），体脂肪率，腹囲などの身体計測値　　　②血圧　　　③TG　　　④食事摂取量
　　⑤膝痛，腰痛の状況

２．2型糖尿病 (p.39)

栄養状態の判定に必要な情報

FH 食物・栄養に関連した履歴	1日のエネルギー・栄養素摂取量：（朝食）200 kcal，（食事＋間食）1,700 kcal，脂肪エネルギー比率34%，食塩12 g，食物繊維10 g 3食の摂取バランスが悪く，間食過多 野菜の摂取量不足
AD 身体計測	体重増加9 kg/3年，体脂肪率33%
BD 生化学データ，臨床検査と手順	75 gOGTT 2時間値210 mg/dL，HbA1c 7.0%，HOMA-IR 2.5，インスリン分泌指数0.4
PD 栄養に焦点を当てた身体所見	食後の口渇
CH 個人履歴	妊娠時GDM。父 高血圧・糖尿病で脳梗塞の既往あり

1）収集した情報に基づく栄養アセスメント

　　朝食は摂取しているものの炭水化物に偏っており３食の摂取バランスが悪い。野菜の摂取量不足からビタミン，ミネラル，食物繊維不足が推察される。脂質はエネルギー比率 34% と過剰である。間食習慣が多い。エネルギー過剰摂取による体重増加が認められる。また，体脂肪率 33% と貯蔵脂肪増加が推察される。

2）栄養状態の判定（栄養診断）

栄養診断コード：NI-5.8.5　食物繊維摂取量不足

S：75 gOGTT ２時間値 210 mg/dL 高値，HbA1c 7.0% 高値，HOMA-IR 2.5 高値，インスリン分泌指数 0.4 低値がみられることから

E：多忙からくる不適切な食事習慣を原因とする

P：食物繊維摂取量不足である。

3）栄養介入

①栄養・食事計画とその実際（栄養・食物の提供）

　　エネルギー量は軽労作 25 ～ 30 kcal/kg（IBW）とし，炭水化物はエネルギー量の 50 ～ 60%，たんぱく質 1.0 ～ 1.2 g/kg（IBW），脂質エネルギー比率 25% 以下とする。「糖尿病食事療法のための食品交換表」（日本糖尿病学会）を参考に単位配分を考慮し栄養素のバランスのよい食事摂取を目指す。原則間食は禁止する。

- ・エネルギー：1,600 kcal　　　脂質：40 g　　　食塩：6 g
- ・単位配分 20 単位：（表１）11 単位，（表２）１単位，（表３）４単位，（表４）1.5 単位，（表５）１単位，（表６）１単位，（調味料）0.5 単位

②栄養教育・栄養カウンセリング

　　糖尿病に関する知識および栄養食事療法についての教育が必要である。３食の摂取バランスと野菜不足および脂質，食塩過多の是正，間食習慣の是正を糖尿病食事療法のための食品交換表を用いて教育する。

③他の専門職種との連携（栄養ケアの調整）

　　主治医，担当看護師らと情報交換を行う。

- ・医師との連携：血糖コントロール，治療方針について
- ・看護師との連携：生活習慣の是正について

［栄養ケアの調整］

　　栄養食事療法の遵守度と患者本人の満足度およびストレスについて確認し，体重および血糖コントロールの変動を評価する。

4）栄養モニタリングと評価

　　以下の項目について定期的にモニタリングをし，再評価を行う。

［モニタリング項目］

　①食事摂取状況　　②食物繊維摂取量　　③HbA1c　　④体重，BMI　　⑤便通

３．脂質異常症 (p.44)

栄養状態の判定に必要な情報

FH 食物・栄養に関連した履歴	早食い アルコール飲料：過剰摂取（880 kcal/日） 1 日のエネルギー・栄養素摂取量：3,800 kcal，たんぱく質 120 g 脂肪エネルギー比率 26.1%
AD 身体計測	BMI 28.8 kg/m²
BD 生化学データ，臨床検査と手順	TG 1,755 mg/dL，TC 421 mg/dL，HDL-C 22 mg/dL，AST 35 U/L，ALT 76 U/L，γ-GTP 279 U/L
PD 栄養に焦点を当てた身体所見	体重，ウエスト
CH 個人履歴	急性膵炎（入院加療）。母 糖尿病，父 狭心症・高血圧症

1）収集した情報に基づく栄養アセスメント

　　朝食の欠食はないが不規則な食生活で，満腹になるまで食べる傾向にある。早食いの習慣があり，過食となっている。また，上司の助言により揚げ物の摂取量は控えたが，嗜好品（洋菓子・アルコール）は食べてよいとの誤解が生じている。

2）栄養状態の判定（栄養診断）

栄養診断コード：NB-1.2 食物・栄養関連の話題に対する誤った信念(主義)や態度(使用上の注意)

S：BMI 28.8 kg/m² 高値，アルコール飲料摂取量 880 kcal 過剰，TG 1,755 mg/dL 高値，TC 421 mg/dL 高値，γ-GTP 279 U/L 高値がみられたことから

E：食品・栄養に関する知識の欠如を原因とする

P：食物・栄養関連の話題に対する誤った信念（主義）や態度（使用上の注意）である。

3）栄養介入

①栄養・食事計画とその実際（栄養・食物の提供）

　　栄養食事療法の目的は，動脈硬化性血管障害（心筋梗塞，脳梗塞，脳卒中など）の発症を予防することである。そのために，リスク因子である冠動脈疾患の家族歴や喫煙歴などについて問診を行う。

　　必要エネルギー量：25 ～ 30 kcal/IBWkg/日とする。

　　IBW（標準体重）は，[身長（m）]² × 22 により求める。

　　　・脂肪エネルギー比率：20 ～ 25%

　　　・炭水化物エネルギー比率：50 ～ 60%

　　　・飽和脂肪酸：エネルギー比率 4.5% 以上－ 7% 未満

　　　・食物繊維：摂取量の増加に努める

　　　・食塩：6 g/日未満

　　　・エネルギー：1,700 kcal/日　　脂質：38 ～ 47 g/日　　炭水化物：213 ～ 255 g/日

②栄養教育・栄養カウンセリング

　　脂質異常症の特徴として，自覚症状が現れにくいことがあげられるため，食品・栄養に関する十分な理解を得ることが重要となる。また，患者の食習慣や職場環境などを把握することによって，自らが実行可能な具体的目標を設定することができる。特に，脂質の量・質に

おいては，食材の選び方や調理方法などに関しては，家族と情報の共有化を図る意味で同様の説明を行う。

③他の専門職種との連携（栄養ケアの調整）

主治医（内科医師），看護師，理学療法士らと情報交換を行う。

・医師との連携：総摂取エネルギー量の適正化を図るための栄養補給法の検討

・看護師との連携：食事摂取状況，補食の状況，看護診断等評価

・理学療法士との連携：運動プログラムの確認

［栄養ケアの調整］

栄養食事療法を進めるうえでの配慮として，QOL の低下を来さないようにすることが重要である。そのために，患者の嗜好などを踏まえて，和・洋菓子類やアルコール飲料の適正量，減塩における調理上のポイントなどについて，繰り返し説明を行う。

4）栄養モニタリングと評価

以下の項目について定期的にモニタリングを行い，再評価を実施する。

［モニタリング項目］

①食事摂取量　　②アルコール量　　③ウエスト径，BMI　　④TG, TC, HDL-C, AST, ALT, γ-GTP

4．炎症性腸疾患（潰瘍性大腸炎：UC）(p.50)

栄養状態の判定に必要な情報

FH 食物・栄養に関連した履歴	食事時間の確保がしばしば困難，食事時の不安感が強い 1 日のエネルギー・栄養素摂取量：1,320 kcal，たんぱく質 40 g，脂質 64 g　水分 1,400 mL
AD 身体計測	BMI 18.7 kg/m^2，2 か月間の体重減少率 6%
BD 生化学データ，臨床検査と手順	WBC 5,500/μL，Alb 3.6 g/dL，CRP 0.35 mg/dL
PD 栄養に焦点を当てた身体所見	頻繁な下痢（5 回/日程度），下腹部痛
CH 個人履歴	特になし

1）収集した情報に基づく栄養アセスメント

仕事が忙しく，精神的負担が増大していたことが予想される。下痢症状が出現したが，食生活の改善方法がわからず体重減少がみられた。

2）栄養状態の判定（栄養診断）

栄養診断コード：NB-1.7 不適切な食物選択

S：下痢症状，下腹部痛，2 か月間の体重減少率 5% 以上であることから

E：食事摂取に対する不安感増強を原因とする

P：不適切な食物選択である。

3）栄養介入

①栄養・食事計画とその実際（栄養・食物の提供）

腸管の負担軽減を優先的に考え，栄養食事療法を進めていく。食事は易消化性で低脂肪，

低残渣食を基本に調整していく。治療方針を主治医に確認し，経腸栄養剤の使用も検討する。

　必要エネルギー量は，炎症や発熱により代謝が亢進することを考慮する必要があるが，初期の目標体重を46 kgとし，エネルギー量は，35 kcal/kg，たんぱく質量は，1.5 g/kg/日程度，水分は40 mL/kg/日を目標とする。なお，脂質は30 g未満/日とする。

　　・エネルギー：1,600 kcal/日　　　たんぱく質：70 g/日　　　水分量：1,800 mL/日

②栄養教育・栄養カウンセリング

　炎症状態により必要とするエネルギー量が確保できない状況にあれば本人はもとより家族に対しても協力を依頼し，腸管に負担のかからない易消化の低残渣食品に関する説明を行う。嗜好飲料の選択に関する栄養教育とあわせて禁煙指導も行う。

③他の専門職種との連携（栄養ケアの調整）

　主治医（消化器科医師），看護師，臨床心理士らと情報交換を行う。

　　・医師との連携：消化管運動などに関する情報共有を図り，食事の調整を行う

　　・看護師との連携：症状に伴う食事摂取状況，下痢，腹部症状の確認

　　・臨床心理士との連携：精神的ストレス軽減の支援を検討する

［栄養ケアの調整］

　食事提供においては，摂取量および飲水量を評価し，エネルギー摂取量の不足を生じさせないようにする。

4）栄養モニタリングと評価

　以下の項目について定期的にモニタリングをし，再評価を行う。

［モニタリング項目］

　①エネルギー摂取量　　②体重　　③排便回数　　④腹部症状

5．肝　硬　変 (p.55)

栄養状態の判定に必要な情報

FH 食物・栄養に関連した履歴	1日のエネルギー・栄養素摂取量（推定）：2,000 kcal，たんぱく質80 g，食塩15 g　アルコール摂取量：50 g
AD 身体計測	BMI 22 kg/m²
BD 生化学データ，臨床検査と手順	AST 68 U/L，ALT 50 U/L，γ-GTP 165 U/L，T-Bil 1.8 mg/dL
PD 栄養に焦点を当てた身体所見	食欲不振，腹部膨満感，倦怠感，浮腫
CH 個人履歴	アルコール性肝炎

1）収集した情報に基づく栄養アセスメント

　長期間の大量飲酒歴によりAST，γ-GTPの上昇が認められ，アルコールの過剰摂取が考えられる。

2）栄養状態の判定（栄養診断）

栄養診断コード：NI-4.3 アルコール摂取量過剰

S：AST 68 U/L 高値，γ-GTP 165 U/L 高値，適量以上のアルコール摂取がみられること

　　　　から
　E：食物・栄養に関連した知識不足を原因とする
　P：アルコール摂取量過剰である。

3）栄養介入

①栄養・食事計画とその実際（栄養・食物の提供）

　　禁酒とする。

　　標準体重を目標として，必要エネルギー量は，25 〜 30 kcal/IBWkg/日とする。

　　たんぱく質は，1.2 〜 1.3 g/IBWkg/日とする。

　　脂肪エネルギー比20% を目安とする。

　　浮腫があるため，食塩6 g 未満/日とする。

　　・エネルギー：1,800 kcal/日　たんぱく質：80 g/日　脂質：40 g/日　食塩：6 g 未満/日

②栄養教育・栄養カウンセリング

　　禁酒が治療の第一選択であることを含め，アルコールの摂取について教育する必要がある。また，浮腫に対する食塩制限食の基本について教育が必要である。

③他の専門職種との連携（栄養ケアの調整）

　　主治医，看護師らと情報交換を行う。

　　・医師との連携：肝硬変の合併症に対する栄養補給法
　　・看護師との連携：禁酒による患者の状況と食事摂取状況

　［栄養ケアの調整］

　　浮腫の状態の評価を行い，食塩摂取量の変更などを提案する。

　　肝硬変の合併症により，肝不全用経口栄養剤の併用が必要となった場合は，栄養補給法やエネルギー・栄養素摂取量の見直しについて提案する。

4）栄養モニタリングと評価

　　以下の項目について定期的にモニタリングをし，再評価を行う。

　［モニタリング項目］

　　①飲酒量　　②食事摂取量　　③食塩摂取量　　④浮腫

6. 膵疾患（慢性膵炎）(p.60)

栄養状態の判定に必要な情報

FH 食物・栄養に関連した履歴	外食が多く不規則な食生活 1日のエネルギー・栄養素摂取量（推定）：1,700 〜 2,200 kcal，たんぱく質60 〜 100 g アルコール摂取量：75 〜 125 g/日（約30年間継続）
AD 身体計測	BMI 18.4 kg/m^2，体重減少率11%/6 か月
BD 生化学データ，臨床検査と手順	Hb 10.9 g/dL，AMY 39 U/L，Alb 3.5 g/dL，リパーゼ 32 U/L
PD 栄養に焦点を当てた身体所見	低体重，体重減少，下痢（脂肪便）
CH 個人履歴	慢性膵炎（治療中断），喫煙5本/日（35年），独身

1）収集した情報に基づく栄養アセスメント

　　独身のため外食が多く，不規則な食生活。大量の持続する飲酒および慢性膵炎治療中断の履歴から，アルコールの過剰摂取による慢性膵炎の悪化で摂取した栄養素の吸収障害となり，結果，低栄養状態にあると考えられる。

2）栄養状態の判定（栄養診断）

栄養診断コード：NI-5.2 栄養失調

S：慢性膵炎，低体重，6か月の体重減少率11%，下痢（脂肪便）がみられることから

E：慢性膵炎の悪化による栄養素の吸収障害による

P：栄養失調である。

3）栄 養 介 入

①栄養・食事計画とその実際（栄養・食物の提供）

　　禁酒とする。

　　必要エネルギー量は，30 ～ 35 kcal/IBWkg/日とする。

　　たんぱく質は，1.0 ～ 1.3 g/IBWkg/日とする。

　　脂質は，40 ～ 60 g/日とする。

　　　・エネルギー：2,000 kcal/日　　たんぱく質：70 g/日　　脂質：40 ～ 60 g/日
　　　食塩：8 g 未満 /日

　　脂溶性ビタミン欠乏の予防のために，膵リパーゼを必要としない中鎖脂肪酸（MCT）を利用する。

②栄養教育・栄養カウンセリング

　　飲酒による慢性膵炎への影響について，消化吸収不良に対するエネルギー・栄養素摂取方法について，および規則正しい食生活の実施について具体的に教育する必要がある。

③他の専門職種との連携（栄養ケアの調整）

　　主治医，看護師，臨床心理士らと情報交換を行う。

　　　・医師との連携：消化吸収不良状況および膵消化酵素薬服用状況と必要エネルギー・栄養素量の過不足について

　　　・看護師との連携：禁酒および食事摂取状況，下痢および脂肪便の状況

　　　・臨床心理士との連携：禁酒や栄養食事療法の精神的支援について

［栄養ケアの調整］

　　必要であれば，体重，下痢および脂肪便の状況に合わせた食事内容の見直しを提案する。

　　消化吸収不良における栄養欠乏があれば，食事内容の見直しを提案する。

4）栄養モニタリングと評価

　　以下の項目について定期的にモニタリングをし，再評価を行う。

［モニタリング項目］

　　①体重　　②Hb および Alb　　③禁酒への行動変容状況　　④1日のエネルギー・栄養素摂取量　　⑤下痢および脂肪便の状況

7. 心 不 全 (p.65)

栄養状態の判定に必要な情報

FH 食物・栄養に関連した履歴	1日のエネルギー・栄養素摂取量：1,200 ～ 1,300 kcal，たんぱく質50 ～ 55 g，食塩13 g 1日の水分摂取量：3,000 mL
AD 身体計測	体重増加（増加率4.2%/2か月），BMI 22.2 kg/m^2
BD 生化学データ，臨床検査と手順	Hb 9.9 g/dL，Alb 3.2 g/dL，Na 133 mEq/L，BNP 389 pg/dL，尿量 1,200 mL/日
PD 栄養に焦点を当てた身体所見	血圧 150/90 mmHg 浮腫
CH 個人履歴	高血圧症。父母とも同様に高血圧症

1）収集した情報に基づく栄養アセスメント

　BMI 22.2 kg/m^2 と肥満は認められず，体重増加（増加率4.2%/2か月），浮腫が認められる。必要エネルギー量1,400 kcal（IBW 50 kg × 27.5 kcal）に対してエネルギー1,200 ～ 1,300 kcal と過剰ではないこと，1日の水分摂取量（3,000 mL）および尿量（1,200 mL）から，水分摂取量が過剰であると考えられる。

2）栄養状態の判定（栄養診断）

　栄養診断コード：NI-3.2 水分摂取量過剰

　S：1日の水分摂取量3,000 mL に対して尿量1,200 mL/日少量であり，体重増加4.2%/2か月，浮腫がみられることから

　E：心機能低下に対する栄養管理の知識欠如による

　P：水分摂取量過剰である。

3）栄養介入

①栄養・食事計画とその実際（栄養・食物の提供）

　心不全では体重管理は重要である。本症例のBMIは22.2 kg/m^2 であり，肥満は認められないことから減量およびエネルギー制限の必要性はないといえる。高血圧症の既往歴があるので，高血圧治療ガイドラインで示されている栄養基準に準拠する。

　たんぱく質は低アルブミン血症を示すと浮腫を助長するが，本症例では低アルブミン血症が認められないため1.0 ～ 1.2 g/IBWkg/日とする。

　脂質量は脂質異常症が認められるため，エネルギー比率で20 ～ 25% とする。

　食塩摂取量は高血圧症であるため，6 g/日未満とする。

　　・エネルギー：1,400 kcal/日　　たんぱく質：60 g/日　　脂質：40 g/日

　　食塩：6 g/日未満　　水分制限

②栄養教育・栄養カウンセリング

　本症例は体重増加を食事のとりすぎと思っていたため，体重増加，浮腫が生じた状況についての説明を行い，栄養食事療法の基本について栄養教育を行う。特に食事摂取量を維持すること，水分管理，食塩管理の重要性について説明を行う。

③他の専門職種との連携（栄養ケアの調整）

　主治医，看護師，薬剤師らと情報交換を行う。

・医師との連携：病態の改善状況の確認

・看護師との連携：浮腫，体重変動，尿量，入院食の摂取状況，水分摂取状況

・薬剤師との連携：服薬治療の有無

[栄養ケアの調整]

体重変動や浮腫の程度によって水分摂取量の変更を提案する。

4) 栄養モニタリングと評価

以下の項目について定期的にモニタリングをし，再評価を行う。

[モニタリング項目]

①体重　②浮腫の程度　③尿量　④食塩相当量　⑤水分摂取量

8. 慢性腎臓病（CKD）(p.70)

栄養状態の判定に必要な情報

FH 食物・栄養に関連した履歴	1日3食摂取はしているが，朝・夕の主食は米飯100〜120 g，昼食は菓子パン1個程度。おかずも辛子明太子，刺身，野菜の煮物，酢の物など。その他の食品としては，飲むヨーグルト，ゼリー，果物，アイスクリーム，緑茶程度。 1日のエネルギー・栄養素摂取量：1,200 kcal，たんぱく質35〜40 g，食塩5 g程度 ACE阻害薬　内服
AD 身体計測	BMI 19.6 kg/m^2，%UBW 94%，体重減少率6%/2か月
BD 生化学データ，臨床検査と手順	Alb 3.5 g/dL，BUN 18.1 mg/dL，Cr 1.8 mg/dL，eGFR 22.3 mL/分/1.73 m^2，尿たんぱく/Cr比0.25 g/gCr
PD 栄養に焦点を当てた身体所見	血圧 141/85 mmHg 食欲不振，倦怠感
CH 個人履歴	高血圧症，愛犬の死

1) 収集した情報に基づく栄養アセスメント

心因性の食欲不振により2か月で6%の体重減少があるCKDステージG4の患者。CKDステージ4の食事基準より算出した推定エネルギー・栄養素必要量と比較すると，たんぱく質は35〜40 g（IBW51.5 kg×0.7〜0.8 g/IBWkg/日）の摂取で食事基準の範囲内であるが，エネルギーは，推定必要量1,500 kcal（IBW51.5 kg×25〜30 IBWkg/日）に対して1,200 kcalしか摂取しておらず，エネルギー摂取量不足の状態。さらに脂質および良質のたんぱく質の摂取も少なく，低栄養のリスクが高い。

2) 栄養状態の判定（栄養診断）

栄養診断コード：NI-1.2 エネルギー摂取量不足

S：2か月で6%の体重減少がみられることから

E：喪失感からくる食欲低下を原因とする

P：エネルギー摂取量不足である。

3) 栄養介入

①栄養・食事計画とその実際（栄養・食物の提供）

CKDステージG4であり，以下のエネルギー・栄養素量を目安とする。

・エネルギー：1,500 kcal/日　　たんぱく質：35 g/日　　食塩：3 g 以上 6 g 未満/日
水分：1,500 mL/日

摂食機能および消化吸収能に異常はないが，食事形態も含め患者の嗜好を考慮して提供する。特に食塩は，食欲が低下している間は厳しい制限とはせず，様子をみていく。また，たんぱく質制限時には十分なエネルギー摂取が必要となるため，粉あめや高エネルギーゼリーなどのエネルギー補給用の治療用特殊食品の使用も検討していく。

②栄養教育・栄養カウンセリング

たんぱく質制限食の調理上の工夫点をはじめとする栄養食事療法の基本を本人と家族に対して栄養教育の必要がある。さらに，治療用特殊食品の利用など，食事摂取量が少ない時のエネルギー補給法を中心に説明をする。

③他の専門職種との連携（栄養ケアの調整）

主治医（腎臓内科医師），看護師，臨床心理士らと情報交換を行う。

・医師との連携：腎機能の状態とエネルギー・栄養素摂取量の過不足の状況に見合った
栄養補給法
・看護師との連携：心身の状況と食事摂取の状況，家族との連絡
・臨床心理士との連携：心理状態の確認と栄養食事療法継続に向けた支援

［栄養ケアの調整］

脱水にも注意をしながら，食事に対する意欲や食事摂取量の確認を行い，必要に応じて食事内容の見直しを提案する。

4）栄養モニタリングと評価

以下の項目について，定期的にモニタリングをして再評価を行う。

［モニタリング項目］

①体重（BMI）　　②食事摂取量

9. 血液透析 (p.76)

栄養状態の判定に必要な情報

FH 食物・栄養に関連した履歴	1 日のエネルギー・栄養素摂取量：1,600 kcal，たんぱく質 55 g，食塩 5〜6 g。生果物のほかに干し果物や蒸し野菜，いもなどを多食しているため，カリウム 2,500 mg 摂取。 ACE 阻害薬，リン吸着薬，イオン交換樹脂　内服
AD 身体計測	身長 155 cm，DW 53.0 kg 体重 54.4 kg（体重増加率 2.6%）
BD 生化学データ，臨床検査と手順	K 6.1 mEq/L
PD 栄養に焦点を当てた身体所見	倦怠感，口の周りのしびれ感
CH 個人履歴	糖尿病（インスリン療法），高血圧症の既往

1）収集した情報に基づく栄養アセスメント

血液透析の食事基準より算出した推定エネルギー・栄養素必要量と比較すると，推定エネルギー必要量 1,800 kcal（IBW × 30〜35 kcal/kg/日），たんぱく質 65 g（IBW × 0.9〜1.2 g/日）に対して，摂取量は，エネルギー 1,600 kcal（30 kcal/IBW kg/日），たんぱく質 55 g（1.04 g/

IBW kg/日），食塩 5 ～ 6 g，体重増加率 2.6％，Alb 4.0 g/dL とともに大きな問題はないが，K 6.1 mEq/L と高値。倦怠感や口の周りのしびれ感といった所見は，高カリウム血症に伴うものと考えられ，高カリウム血症への理解不足が原因と思われる。

2）栄養状態の判定（栄養診断）

栄養診断コード：NI - 5.10.2（5）カリウム摂取量過剰

S：K 6.1 mEq/L 高値，口の周りのしびれ感がみられることから

E：栄養食事療法における食品および調理法の理解度不足を原因とする

P：カリウム摂取量過剰である。

3）栄 養 介 入

①栄養・食事計画とその実際（栄養・食物の提供）

血液透析施行中の患者（G5D）であるので

- エネルギー：1,600 kcal/日　　たんぱく質：60 g/日　　食塩：6 g 未満/日

カリウム：2,000 mg 以下/日　　水分制限：800 mL 以下/日

摂食機能に異常はなく常食の形態で摂取可能であるが，カリウム制限のため，極力野菜はゆでこぼした物を使用し調理をし，果物は果物缶などの利用とする。

②栄養教育・栄養カウンセリング

薬物療法とともに食事での注意が必要であることを再度理解いただく。「生野菜および生果物の摂取を控える」ことについては理解されているようだが，柿以外にもドライフルーツや焼きいもなどの摂取も多く，食品のカリウム含有量やカリウムを減らす調理法についての理解が不足している。食品の選択や調理法といった食事摂取の方法を中心に栄養食事療法の基本を，再度栄養教育する必要がある。

③他の専門職種との連携（栄養ケアの調整）

主治医（腎臓内科医師），看護師らと情報交換を行う。

- 医師との連携：腎機能とエネルギー・栄養素摂取量の過不足の状況に見合った栄養補給法，薬物療法の状況
- 看護師との連携：透析前の状況や家族との連携

［栄養ケアの調整］

検査データや体重増加率，食事摂取量の確認を行い，必要に応じて食事摂取に関する助言をする。

4）栄養モニタリングと評価

以下の項目について定期的にモニタリングをし，再評価を行う。

［モニタリング項目］

①カリウム摂取量　　②口の周りのしびれ感などの高カリウム血症による症状　　③食事摂取量

10. 慢性閉塞性肺疾患（COPD）(p.81)

栄養状態の判定に必要な情報

FH 食物・栄養に関連した履歴	1日のエネルギー・栄養素摂取量：約1,300 kcal程度，たんぱく質約40g 体重が減少しているため，なんとかしようと思っている。食事が美味しいと感じない。 抗コリン薬（長時間作用性）吸入
AD 身体計測	BMI 18.2 kg/m², 6か月の体重減少率5.8%, %TSF 64.5%, %AMC 92.3%
BD 生化学データ，臨床検査と手順	Alb 3.9 g/dL, %FEV1.0 40.0%
PD 栄養に焦点を当てた身体所見	自立，日常生活動作はできる。口腔内乾燥による味覚変化。腹部膨満。
CH 個人履歴	COPD

1）収集した情報に基づく栄養アセスメント

- 口腔乾燥感が強いため，食事摂取量の低下がみられる。
- 6か月の体重減少率5.8%と，半年で5%を超える有意な体重減少がみられる。
- 身体組成は日本人の新身体計測基準値JARD 2001と比較して，貯蔵脂肪の指標である%TSFは64.5%，骨格筋量の指標である%AMCは92.3%である。

2）栄養状態の判定（栄養診断）

栄養診断コード：NI-5.3 たんぱく質・エネルギー摂取量不足

S：6か月の体重減少率5.8%, %TSF 64.5%, %AMC 92.3% から

E：食事摂取時の腹部膨満感，口腔乾燥感が原因となった

P：たんぱく質・エネルギー摂取量不足である。

3）栄養介入

①栄養・食事計画とその実際（栄養・食物の提供）

　初期目標として本人が達成可能な目標を設定する。たんぱく質目標量は，非たんぱくカロリー／窒素比（NPC/N比）150前後を目安に設定することも1つの方法である。

　（例）6か月前体重を目安に，必要エネルギー量は，Harris-Benedictの式より求めた基礎エネルギー消費量（BEE）×活動係数（1.3）×傷害係数（1.1～1.3）で計算した。

　　　・エネルギー：1,600 kcal/日　　たんぱく質：65 g/日

を目標としてモニタリングを行う。

②栄養教育・栄養カウンセリング

　この症例の行動変容ステージ準備期と考えられる。高エネルギー，高たんぱく質の食品や料理について栄養教育を実施するとともに，実行可能な目標を設定し，自己効力感を高める働きかけを行う。

③他の専門職種との連携（栄養ケアの調整）

　主治医（呼吸器内科医），看護師，薬剤師らと情報交換を行う。

　　・医師との連携：服薬による副作用の程度を確認しておく

　　・看護師との連携：口腔ケア実施と食事摂取への影響を確認しておく

　　・薬剤師との連携：服薬指導（うがい等）の状況を確認しておく

　　[栄養ケアの調整]
　　　　口渇感を確認しながら食品の選択，食事形態を調整して，目標エネルギー量を変更してい
　　く。

4）栄養モニタリングと評価
　　以下の項目について定期的にモニタリングをし，再評価を行う。
　　[モニタリング項目]
　　　①食事摂取量　　②体重　　③口渇感　　④腹部膨満感

11. サルコペニア・廃用症候群 (p.86)
栄養状態の判定に必要な情報

FH 食物・栄養に関連した履歴	腹部症状がみられるため食事摂取量を控えている。乳製品をとると下痢をする。食事は全粥軟菜食。 1日のエネルギー・栄養素摂取量：約700〜800 kcal，たんぱく質約30〜35 g 握力の低下
AD 身体計測	BMI 13.6 kg/m^2，%TSF 13.9%，%AMC 76.5%
BD 生化学データ，医学検査と手順	Alb 2.9 g/dL，CRP 0.58 mg/dL
PD 栄養に焦点をあてた身体所見	日常生活動作は，ほぼ自立。筋力低下によるふらつきあり。
CH 個人履歴	非結核性抗酸菌症

1）収集した情報に基づく栄養アセスメント
　　• 多く摂取すると腹部症状がみられるため食事摂取量を控えている。
　　• BMI 13.6 kg/m^2，Alb 2.9 g/dL と低値である。
　　• 身体組成は日本人の新身体計測基準値 JARD 2001 と比較して，%TSF は 13.9%，%AMC は 76.5% であり，貯蔵脂肪，筋肉量の減少がみられる。

2）栄養状態の判定（栄養診断）
　　栄養診断コード：NI-5.2 栄養失調
　　S：BMI 13.6 kg/m^2 低値，%TSF 13.9%，%AMC 76.5% であり，腹部症状を懸念して食事を控えていることから
　　E：食事摂取時の不安感による心理的要因を原因とする
　　P：栄養失調である。

3）栄養介入
　　①栄養・食事計画とその実際（栄養・食物の提供）
　　　　十分なエネルギー量を摂取することが必要であるが，心理的負担の軽減を考えて調整していく。初期目標として1年前体重40.5 kgを目安に，必要エネルギー量は，Harris-Benedict の式より求めた基礎エネルギー消費量（BEE）×活動係数（1.2）×傷害係数（1.1〜1.3）で計算した。
　　　　　・エネルギー：約1,280 kcal/日
　　　初期目標として，

　　　・エネルギー：1,300 kcal/日　　　たんぱく質：50 g/日　　　水分：1,500 mL/日
を目安に経過をみる。また，分割食も検討する。

②栄養教育・栄養カウンセリング

　　栄養状態を改善するために，腹部症状を確認しながら経口摂取量増加の必要性を説明する。

③他の専門職種との連携（栄養ケアの調整）

　　主治医，看護師，理学療法士，臨床心理士らと情報交換を行う。

　　　・医師との連携：全身状態の確認

　　　・看護師との連携：腹部症状の有無，食事摂取への意欲

　　　・理学療法士との連携：リハビリテーションの状況

　　　・臨床心理士との連携：心理状態の確認

　[栄養ケアの調整]

　　腹部症状の有無，心理状態，リハビリテーションの情報をもとに，食形態および目標エネルギー量などを調整していく。

4）栄養モニタリングと評価

　　以下の項目について定期的にモニタリングをし，再評価を行う。

　[モニタリング項目]

　　①食事摂取量　　②腹部症状　　③体重　　④ ADL

12. 小児食物アレルギー （p.91）

栄養状態の判定に必要な情報

FH 食物・栄養に関連した履歴	1 日のエネルギー・栄養素摂取量：500 ～ 600 kcal，たんぱく質 13 ～ 15 g 調製粉乳
AD 身体計測	身長 65 cm，体重 7.1 kg，カウプ指数 16.8 身長・体重 [25 ～ 50 パーセンタイル]
BD 生化学データ，臨床検査と手順	Total IgE 30.6 U/mL 特異的 IgE 抗体値：牛乳 10.5 U$_A$/mL 皮膚プリックテスト：牛乳（陽性）
PD 栄養に焦点を当てた身体所見	下痢，嘔吐，湿疹
CH 個人履歴	特になし。母にアトピー性皮膚炎の既往あり

1）収集した情報に基づく栄養アセスメント

　　患児の身長，体重からカウプ指数は 16.8 であり体格は標準と評価される。しかし，身長，体重は 25 ～ 50 パーセンタイルであることから，発育が遅延気味であると推察される。また，「日本人の食事摂取基準（2020 年版）」に示された 6 か月女児の 1 日必要量（エネルギー 600 kcal，たんぱく質 15 g）に対し，下痢・嘔吐によりエネルギー・栄養素摂取量の不足を招いていると考えられる。

2）栄養診断

栄養診断コード：NI-5.3 たんぱく質・エネルギー摂取量不足

S：身体発育曲線の推移による身長 65 cm 低値，体重 7.1 kg 低値であることから

E：牛乳アレルギーによる下痢・嘔吐を原因とする

P：たんぱく質・エネルギー摂取量不足である。

3）栄養介入

①栄養・食事計画とその実際（栄養・食物の提供）

「日本人の食事摂取基準（2020 年版）」の 6 か月女児の値と同程度とする。

エネルギー：600 kcal/日（6 か月女児・推定エネルギー必要量）

たんぱく質：15 g/日（6 か月女児・目安量）

その他の栄養素：（6 か月女児・推奨量，目安量）

アレルギー用乳を使用する。さらに離乳食の開始を検討していく。

②栄養教育・栄養カウンセリング

アレルギー用乳の哺乳量と哺乳回数を調節することで 1 日の摂取量の安定を図るための教育が必要である。また，離乳食の開始を検討しているため，牛乳を除く離乳食の進め方，食品の選択方法について母親に栄養教育を行う。

③他の専門職種との連携（栄養ケアの調整）

主治医，看護師らと情報交換を行う。
- 医師との連携：アレルギーの状態，発育・発達状況の確認
- 看護師との連携：哺乳状況，離乳食の様子

[栄養ケアの調整]

アレルギーおよび哺乳状況を確認する。また，離乳食の様子に応じた食事の工夫や食品の選択を提案する。さらに，他の食物アレルギー発症の有無を精査する。

4）栄養モニタリングと評価

以下の項目について定期的にモニタリングをし，再評価を行う。

[モニタリング項目]

①身長　　②体重　　③哺乳量　　④離乳食の進み具合

13. 胃摘出症例 (p.97)

栄養状態の判定に必要な情報

FH 食物・栄養に関連した履歴	1 日のエネルギー・栄養素摂取量：1,200 kcal，たんぱく質 35 g 摂取量不足：普通食小盛（術前量 8 割），間食 抗がん剤，制吐剤　内服
AD 身体計測	BMI 19.9 kg/m², 体重減少率 14.8%/6 か月
BD 生化学データ，臨床検査と手順	Hb 10.2 g/dL，Alb 3.4 g/dL
PD 栄養に焦点を当てた身体所見	食間の不快症状
CH 個人履歴	脂質異常症，高血圧症，胃全摘術（再建法ルーワイ法）

1）収集した情報に基づく栄養アセスメント

術後より，摂取量が増加しているものの基礎代謝量および活動・傷害因子に対する栄養補給量の充足は不十分な状態が継続している。また，高度な体重減少，Hb および Alb の低値もみ

られることから低栄養状態が認められる。

2）栄養状態の判定（栄養診断）

栄養診断コード：NI-5.3 たんぱく質・エネルギー摂取量不足

S：6か月間の体重減少率10%以上，Hb 10.2 g/dL 低値，Alb 3.4 g/dL 低値がみられることから，

E：胃全摘による消化・吸収能の低下に対する栄養管理の知識欠如が原因となった

P：たんぱく質・エネルギー摂取量不足である。

3）栄養介入

①栄養・食事計画とその実際（栄養・食物の提供）

標準体重を目標として，必要エネルギー量は，Harris-Benedict の式より求めた基礎エネルギー消費量×活動係数（1.3〜1.4）×ストレス係数（術後合併症なし1.0）で計算する。たんぱく質量は1.0〜1.2 g/IBWkg/日を目標とする。水分は30〜35 mL/kg/日，術後回復のため微量元素の不足にも注意する。

　　　　・エネルギー：1,400 kcal/日　　たんぱく質：55 g/日　　水分：1,400 mL/日

術後半年が経過しているが，消化・吸収能の低下も考慮した食品の選択および調理上の配慮を要する。

②栄養教育・栄養カウンセリング

必要エネルギー・栄養素量を充足させるとともに，治療によって出現しやすい症状についても教育する必要がある。順調に食事増量が図られているものの糖質摂取過剰による後期ダンピング症候群が出現しているものと考えられるため，食内容の是正理由・方法についても教育を行う。

③他の専門職種との連携（栄養ケアの調整）

主治医，看護師らと情報交換を行う。

　　　　・医師との連携：エネルギー・栄養素補給量・摂取状況，食事に関する理解度

　　　　・看護師との連携：食事摂取状況，本人の様子

［栄養ケアの調整］

後期ダンピング症候群の出現に対し，糖質過剰摂取の見直しを図る。昼食のメニューを菓子パン，菓子類，果汁などの糖質食品中心の内容から，バランスのよい食事内容に変えることで，食後の急激な高血糖およびその後の低血糖を防止する。

4）栄養モニタリングと評価

以下の項目について定期的にモニタリングをし，再評価を行う。

［モニタリング項目］

①食事摂取量　　②体重　　③有害事象（副作用）の有無　　④Hb および Alb

14. 消化器術前・術後 (p.102)

栄養状態の判定に必要な情報

FH 食物・栄養に関連した履歴	1日のエネルギー・栄養素摂取量：1,000 kcal，たんぱく質40 g 消化管術後食半量，間食のみ 経腸栄養剤投与なし カルシウム拮抗薬　内服
AD 身体計測	BMI 21.9 kg/m², 体重減少率12.9%（12か月）
BD 生化学データ，臨床検査と手順	Hb 10.2 g/dL，Alb 3.0 g/dL，CRP 2.8 mg/dL
PD 栄養に焦点を当てた身体所見	吻合部浮腫・つかえ感，反回神経麻痺
CH 個人履歴	高血圧症，食道亜全摘，嚥下障害

1）収集した情報に基づく栄養アセスメント

　　食事量増加の停滞，経腸栄養剤中断により，基礎代謝量および活動・傷害因子に対するエネルギー・栄養素補給量の充足が不十分な状態が継続している。高度な体重減少，Hbおよび Albの低値，CRPの高値もみられることから低栄養状態が認められる。

2）栄養状態の判定（栄養診断）

　栄養診断コード：NI-5.3 たんぱく質・エネルギー摂取量不足

　S：体重減少率10%以上，Hb 10.2 g/dL低値，Alb 3.0 g/dL低値がみられることから，

　E：吻合部浮腫によるつかえ感への栄養管理の知識欠如不足が原因となった

　P：たんぱく質・エネルギー摂取量不足である。

3）栄養介入

①栄養・食事計画とその実際（栄養・食物の提供）

　　標準体重をもとに，必要エネルギー量はHarris-Benedictの式で求めた基礎エネルギー消費量×活動係数（1.3〜1.4）×ストレス係数（1.3〜1.5）で算出。

　　たんぱく質量は1.2〜1.5 g/IBWkg/日を目標とする。

　　水分は30〜35 mL/kg/日とする。

　　　・エネルギー：2,200 kcal/日　　たんぱく質：80 g/日　　水分：1,800 mL/日

　　摂食嚥下障害があるため，食材の選択および調理法には十分な配慮を要する。

②栄養教育・栄養カウンセリング

　　つかえ感，むせに対し，食品・料理選択および摂取目安量のほか，摂取方法（食べ方・速さなど）についても説明が必要である。経腸栄養剤併用の必要性の理解を仰ぐことも重要となるが，拒否感が強い場合は，その代替案（経腸栄養剤の経口投与や一般食品での補給方法）を提示する。

③他の専門職種との連携（栄養ケアの調整）

　　主治医，看護師，言語聴覚士らと情報交換を行う。

　　　・医師との連携：エネルギー・栄養素補給量・摂取状況，栄養補給法の理解度

　　　・看護師との連携：食事摂取状況，本人の様子，家族の協力

　　　・言語聴覚士との連携：摂食嚥下機能評価

［栄養ケアの調整］

　　経腸栄養剤の自己中断がみられることから，栄養管理に対する誤った行動について，他職種とも連携のうえ，その投与意義についての説明を試みる。経腸栄養法または経口での補給について，摂食嚥下障害を考慮し，食品・料理選択および食べ方について指導を行い，理解を仰ぐ。

4）栄養モニタリングと評価

　　以下の項目について定期的にモニタリングをし，再評価を行う。考え方のヒント：現在および今後問題となり得る項目について経過を観察する。

［モニタリング項目］

　　①食事摂取量　　②体重　　③ Hb および Alb　　④食事摂取時のつかえ・むせ

15. 摂食嚥下障害 (p.107)

栄養状態の判定に必要な情報

FH 食物・栄養に関連した履歴	1日のエネルギー・栄養素摂取量：750 kcal，たんぱく質 30 g 主食全粥ミキサーのミキサー食を5割程度摂取。食事と水分をほとんど摂取できていない。水分摂取にはとろみが必要。 大量飲酒の可能性あり
AD 身体計測	BMI 17.5 kg/m², UBW 54.5 kg, %UBW 85.5%, 体重減少率 14.5%/6 か月
BD 生化学データ，臨床検査と手順	Hb 12.8 g/dL
PD 栄養に焦点を当てた身体所見	血圧 145/84 mmHg 歯の欠損（数本しかない），歩行困難
CH 個人履歴	独居 高血圧症，肝機能障害，痛風，脳梗塞の既往あり

1）収集した情報に基づく栄養アセスメント

　　1日の推定必要量は，エネルギー 1,500 kcal〔（25～30 kcal/IBW kg/日，または Harris-Benedict の式より求めた基礎エネルギー消費量×活動係数：1.2～1.3×ストレス係数：1.2～1.3）〕，たんぱく量 60 g（1.1～1.5 g/IBW kg/日）に対して，現在の摂取量はエネルギー 750 kcal，たんぱく質 30 g と不足している。Alb および Hb が低値であることからたんぱく質摂取不足が疑われる。また，体重は 46.6 kg（BMI 17.5 kg/m²）であるが，UBW 54.5 kg から半年で急激に減少しており（%UBW 85.5%，体重減少率 14.5%），慢性的なエネルギー不足状態でもあり，低栄養状態が認められる。

2）栄養状態の判定（栄養診断）

栄養診断コード：NI-5.3 たんぱく質・エネルギー摂取量不足

S：6 か月間の体重減少率 14.5%，Hb 12.8 g/dL 低値から

E：経口摂取必要量の理解度不足を原因とする

P：たんぱく質・エネルギー摂取量不足である。

3）栄 養 介 入

①栄養・食事計画とその実際（栄養・食物の提供）

　　脳梗塞の既往があるが，食事摂取量が少ないため，まずは厳しい制限は行わず，以下のエネルギー・栄養素量を目標とする。

・エネルギー：1,500 kcal/日　　たんぱく質：60 g/日

水分：1,400 mL/日（BW46.6 kg × 30 mL）とろみ使用

摂食嚥下機能も考慮に入れて栄養補助食品を併用しながら，食事は本人の嗜好も考慮して食べやすい食事とする。摂食嚥下機能が回復してきたら主食を全粥や軟飯へ変更していくことを検討する。

②栄養教育・栄養カウンセリング

規則正しい食生活や体重増加に必要となるエネルギー・栄養素およびその必要量や摂取の方法など，栄養食事療法の基本について，本人と家族に対して栄養教育の必要がある。栄養効率の高い食事や，食事摂取量が低下した際の栄養補助食品による補食の重要性についても説明を行う。

③他の専門職種との連携（栄養ケアの調整）

主治医，歯科医師，看護師，言語聴覚士らと情報交換を行う。

・医師との連携：脱水の状態とエネルギー・栄養素摂取量の過不足の状況に見合った栄養補給法

・歯科医師との連携：義歯の調節

・看護師との連携：食事摂取状況，排便の状況，家族の様子

・言語聴覚士との連携：嚥下リハビリテーションの状況

[栄養ケアの調整]

食事摂取量および栄養補助食品の摂取量，リハビリテーションでのエネルギー消費量などの確認を行い，相対的にエネルギーやたんぱく質が不足していた場合は，食事内容の見直しや併用する栄養補助食品の種類や量の変更を提案する。

4）栄養モニタリングと評価

以下の項目について定期的にモニタリングをし，再評価を行う。

[モニタリング項目]

① 体重　　② Alb および Hb　　③食事摂取量　　④摂食嚥下機能

16. 低栄養・褥瘡 (p.113)

栄養状態の判定に必要な情報

FH 食物・栄養に関連した履歴	1 日のエネルギー・栄養素摂取量：1,300 kcal，たんぱく質 50 g ミキサー食（主食は全粥ミキサー）に栄養補助ゼリー（80 kcal）を 2 個付加。
AD 身体計測	BMI 17.7 kg/m²，体重減少率 12.5%/6 か月
BD 生化学データ，臨床検査と手順	Alb 2.6 g/dL，Hb 10.9 g/dL
PD 栄養に焦点を当てた身体所見	仙骨部褥瘡，寝たきり
CH 個人履歴	糖尿病，心筋梗塞，アルツハイマー型認知症 高齢者福祉施設入所

1）収集した情報に基づく栄養アセスメント

1 日の推定必要量は，エネルギー 1,500 kcal〔（25 〜 30 kcal/IBW kg/日，または Harris-Benedict の式より求めた基礎エネルギー消費量×活動係数：1.2 〜 1.3 ×ストレス係数：1.2 〜

1.3)），たんぱく質 65 g（1.1 ～ 1.5 g/IBW kg/日）に対して，現在の摂取量は 1,300 kcal，たんぱく質 50 g と不足している。また，体重は 42 kg（BMI 17.7 kg/m²）であり，半年前から 6 kg 減少しており（体重減少率 12.5%/6 か月），Alb および Hb も低値であることから低栄養状態が認められる。糖尿病および褥瘡が認められることから低栄養状態の改善のみならず血糖コントロールおよび創傷治癒促進を図る必要がある。また，認知機能低下による摂食嚥下機能も確認しておく。

2）栄養状態の判定（栄養診断）

栄養診断コード：NI-5.3　たんぱく質・エネルギー摂取量不足

S：6 か月間の体重減少率 12.5%，Alb 2.6 g/dL 低値，Hb 10.9 g/dL 低値から

E：経口摂取必要量の理解度不足を原因とする

P：たんぱく質・エネルギー摂取量不足である。

3）栄 養 介 入

①栄養・食事計画とその実際（栄養・食物の提供）

糖尿病・心筋梗塞の既往があるが，食事摂取量が少ない状況であるため，まずは極端な制限をせず，以下の 1 日摂取量を目標とする。

- エネルギー：1,500 kcal　　たんぱく質：65 g　　脂質：35 g
  水分：1,600 mL（BW 52.2 kg × 30 mL）
- 創傷治癒促進に関与する微量元素も不足しないようにする。

本人の摂食嚥下機能を考慮し，食べやすい形態の食事とする。また，栄養補助食品は本人の嗜好と血糖コントロールを考慮して選択する。

②栄養教育・栄養カウンセリング

褥瘡治療に必要となるエネルギーや栄養素の必要量や摂取方法など，栄養食事療法の基本について，本人と家族に対して栄養教育の必要がある。特に栄養効率の高い食事や，食事摂取量が低下した際の経腸栄養剤や栄養補助食品による補食の重要性についても説明を行う。

③他の専門職種との連携（栄養ケアの調整）

主治医（皮膚科医師），看護師，理学療法士，言語聴覚士らと情報交換を行う。

- 医師との連携：褥瘡の状態と認知機能，エネルギー・栄養素摂取量の過不足の状況に見合った栄養補給法
- 看護師との連携：褥瘡の状態と食事摂取状況，排便の状況，家族の様子
- 理学療法士との連携：リハビリテーションの状況
- 言語聴覚士との連携：摂食嚥下機能

［栄養ケアの調整］

褥瘡の状態や食事摂取量および摂食嚥下機能，リハビリテーションでのエネルギー消費量，血糖コントロールの状況等の確認を行い，食事内容の見直しや併用する栄養補助食品の種類や量の変更を提案する。

4）栄養モニタリングと評価

以下の項目について定期的にモニタリングをし，再評価を行う。

［モニタリング項目］

①体重　②Alb および Hb　③食事摂取量　④食事中のむせ

索　引

〔編著者〕 (執筆分担)

永井　徹 (ながい　とおる)　新潟医療福祉大学健康科学部　准教授　Ⅲ-概要，10，11

長谷川輝美 (はせがわてるみ)　鎌倉女子大学家政学部　准教授　Ⅲ-8，9

〔著　者〕（五十音順）

石長孝二郎 (いしながこうじろう)　広島女学院大学人間生活学部　教授　Ⅱ

大津(松﨑)美紀 (おおつ まつざきみき)　常磐大学人間科学部　専任講師　Ⅲ-7，12

落合由美 (おちあいゆみ)　鎌倉女子大学家政学部　准教授　Ⅲ-13，14

片桐義範 (かたぎりよしのり)　福岡女子大学国際文理学部　教授　Ⅰ

竹内真理 (たけうちまり)　高崎健康福祉大学健康福祉学部　准教授　Ⅲ-1，2

田中　寛 (たなかひろし)　東京家政大学家政学部　教授　Ⅲ-3，4

調所勝弘 (ちょうしょかつひろ)　昭和女子大学生活科学部　教授　Ⅲ-5，6

比嘉並誠 (ひがみさと)　国立病院機構水戸医療センター栄養管理室　室長　Ⅲ-15，16

ステップアップ臨床栄養管理演習〔第2版〕
-基本症例で学ぶ栄養管理プロセスの実際-

2017年（平成29年）4月1日　初版発行～第2刷
2020年（令和2年）2月20日　第2版発行

編著者　永井　徹
　　　　長谷川輝美
発行者　筑紫和男
発行所　株式会社 建帛社
　　　　KENPAKUSHA

〒112-0011　東京都文京区千石4丁目2番15号
TEL (03) 3944—2611
FAX (03) 3946—4377
https://www.kenpakusha.co.jp/

ISBN 978-4-7679-0682-9　C3047　壮光舎印刷／常川製本
©永井徹，長谷川輝美ほか，2017, 2020.　Printed in Japan